SPATIAL PATTERN OF HOSPITALS IN CHINA

Based on Spatial Neighborhood and Spatial Heterogeneity Perspective

中国医院空间格局研究

基于空间邻近性和空间异质性视角

时保国／著

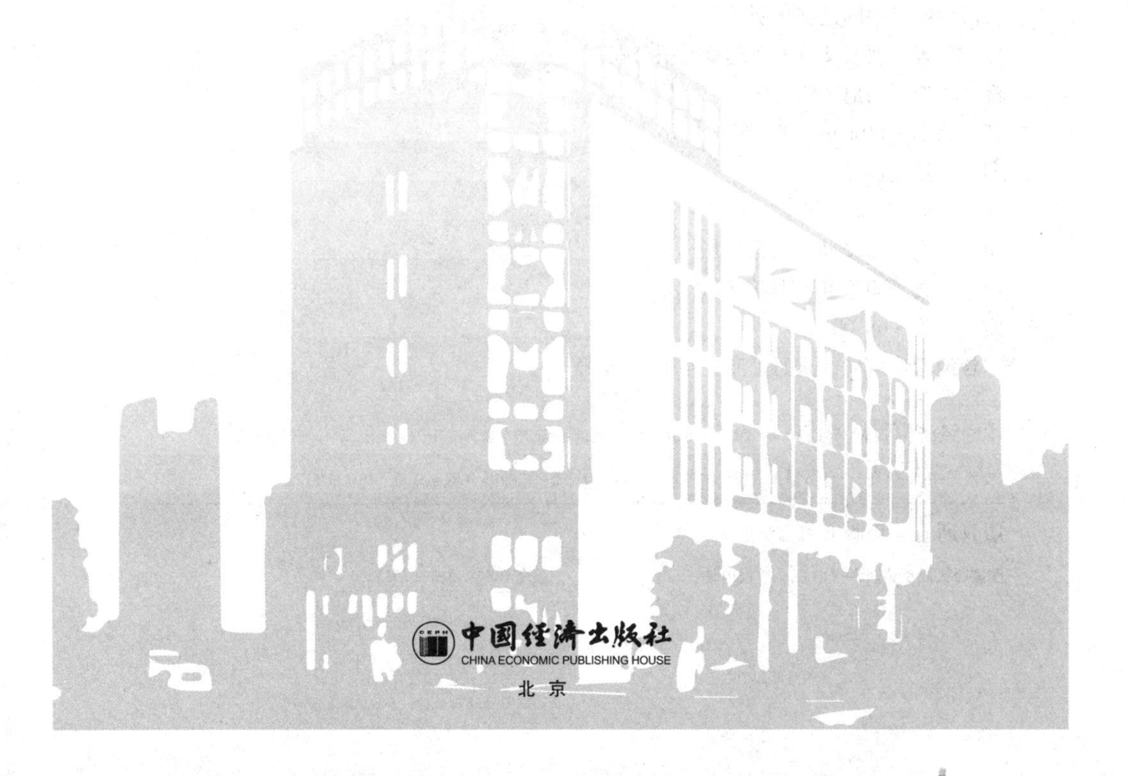

中国经济出版社
CHINA ECONOMIC PUBLISHING HOUSE
北京

图书在版编目（CIP）数据

中国医院空间格局研究：基于空间邻近性和空间异质性视角 / 时保国著. --北京 ：中国经济出版社，2022.6

ISBN 978-7-5136-7037-1

Ⅰ. ①中… Ⅱ. ①时… Ⅲ. ①医疗卫生服务-资源配置-研究-中国 Ⅳ. ①R199.2

中国版本图书馆 CIP 数据核字（2022）第 147450 号

策划编辑 余静宜
责任编辑 耿 园
责任印制 马小宾
封面设计 华子图文

出版发行 中国经济出版社
印 刷 者 北京艾普海德印刷有限公司
经 销 者 各地新华书店
开 本 710mm×1000mm 1/16
印 张 14.25
字 数 222 千字
版 次 2022 年 6 月第 1 版
印 次 2022 年 6 月第 1 次
定 价 68.00 元
广告经营许可证 京西工商广字第 8179 号

中国经济出版社 网址 www.economyph.com 社址 北京市东城区安定门外大街 58 号 邮编 100011

生活不尽是有时间的伸展而且也是由空间的多样性组成的。

——勒施《经济空间秩序》

出版说明

本书获得国家社科基金“全球价值链动态演进框架下两岸产业融合关系测度及深度合作研究”（20BGJ026），教育部人文社科青年基金项目“基于产业链分工与产业融合测度分析的两岸产业合作研究”（19YJCGAT004），中央民族大学“铸牢中华民族共同体意识专题研究项目”，国家自科基金“后减贫时代医保减贫效应测度研究：时空分异格局、脆弱性识别与协同治理”（72174047）、“复杂自适应系统视角下大病医保理论模型、效果评价及优化策略仿真研究”（71874045）、“基于参保者受益导向的多视角医保协同问题诊断与成因分析”（71403073）的资助。

考虑到空间单元的匹配性和完整性，除一般意义上的地级行政单元外，本书也将直辖市以及省直管县纳入地级空间单元进行分析比较。特此说明。

前　言

2016年出台的《“健康中国2030”规划纲要》提出，健康是促进人的全面发展的必然要求，是经济社会发展的基础条件。实现国民健康长寿，是国家富强、民族振兴的重要标志，也是全国各族人民的共同愿望。2005年，世界卫生组织大会所有成员国达成共识，要实现全民健康覆盖，即所有国民在患病时都能获得他们所需要的卫生服务，并且不会因病致贫。进一步而言，世界各国人民都在期望高质量的医疗卫生服务。也就是说，在既定的预算约束下，一个国家的卫生体系不但要提供高可及性的卫生服务，还要提供高质量的卫生服务。高可及性意味着卫生体系需要大量的医生，高质量则要求这些医生经过精挑细选和严格训练。然而，从各国的卫生实践来看，除了极少数发达国家勉强实现了高可及性和高质量，绝大多数发展中国家所提供的卫生服务都是低可及性和低质量的。

随着我国经济的发展和家庭收入的增长、医疗保险覆盖率的迅速提升以及基层医疗卫生机构布局的完善，尤其是2009年新医改以后，人民群众完全可以实现在家门口看得上病、看得起病。然而，人们对医疗水平和医疗质量的期望越来越高，希望到大医院找专家看病。即使基层医疗卫生机构近在咫尺，他们也宁愿舍近求远，去大医院尤其是三甲医院就医。对此，国家卫健委主任马晓伟一针见血地指出，中国不是“看病难”，而是“看协和难”。换句话说就是，患者获取优质医疗卫生服务比较困难。

然而，以三甲医院为代表的中国优质医疗资源的空间分布并不均衡。这种不均衡主要表现在两个方面：一方面，三甲医院等优质医疗资源主要集中在北京、上海、广州、深圳以及各省的省会城市；即便在同一城市，三甲医院的空间分布也不均衡，以北京市为例，80%的三甲医院集中在东城、西城、海淀、朝阳4个核心城区，南城地区和远郊新区的三甲医院屈指可数。三甲医院的过度集中导致患有大病或者疑难杂症的病人不得不千里求医，地理可及性的不平等问题异常突出。另外，患者大量涌向三甲医院，也导致三甲医院人满为患、不堪重负。以北京市为例，2018 年北京市年诊疗量近 2.2 亿人次，日均接诊 70 万名外地患者。三甲医院医生长时间持续高负荷、超负荷运转，而患者仍然抱怨“看病难”。另一方面，优质医疗资源空间布局的不均衡还体现在区域和城乡层面。从区域和城乡角度来看，沿海发达地区卫生服务的可及性和质量都可圈可点，但在广大中西部地区，尤其是农村和边远地区，卫生服务的可及性和质量却十分堪忧。我国优质医疗资源空间配置的不均衡，已经严重制约了区域的协调发展。

正如党的十九大报告所言，我国社会现阶段的主要矛盾已经转化为“人民日益增长的美好生活需要和不平衡不充分的发展之间的矛盾”，体现在医疗卫生领域就是“人民日益增长的医疗卫生需要和优质医疗卫生服务发展不平衡不充分之间的矛盾”。三甲医院等医疗机构作为优质医疗卫生服务的提供者，其空间布局的平衡对于“看病难”问题的缓解，以及卫生资源的有效利用和医疗事业的可持续发展具有重要意义。但应该看到，短期内中国优质医疗资源空间配置不均衡的现实很难改变。本书中所有纳入空间分析的变量都支持这一判断，没有任何一个变量是易变的或者是可以轻易干预的。旧的体制、机制很难改变，这意味着成本效果好的干预政策在传统框架下并不存在。我们要么在传统框架下寄希望于长期的改变，要么提出新的思路。

目前，我国正在进行大规模、深层次的医疗改革。医疗服务的提供通常受地理因素的制约，因而医疗资源配置的空间可及性问题异常突出。从地理的角度，运用空间分析方法对医疗资源配置展开分析研究是中国卫生政策研究的重要方向。本书尝试从空间治理的视角探讨优质医疗资源的可及性问题，从空间邻近性和空间异质性两个视角刻画中国二级医院、三级医院和三甲医院的空间格局和集聚形态，并对影响中国医院空间格局的因素进行分析。在此基础上，提出中国医院空间治理的思路，即探索调整优质医疗资源空间布局和探索改变三甲医院等优质医疗资源供给模式等，以期为中国深层次医疗改革提供参考。

目　录

第 1 章　中国医院的空间思考

1.1　医院的发展历史

医院（hospital）是以诊疗疾病、照顾患者为主要目的的医疗机构。具体来说，医院是运用医学科学理论和技术，备有一定数量的病床设施、医务人员和必要的医疗设备，通过医务人员的集体协作，为患者、特定人群或健康人群提供医疗、预防保健和康复等服务的机构（曹桂荣，2003；张鹭鹭、王羽，2014；王志伟，2017）。医院的设立、发展和完善伴随着人类与疾病的抗争经历了一个漫长的过程。

1.1.1　中国医院的发展历史

中国最早的医院可追溯到公元前 7 世纪的春秋时期。齐国在其都城设立的残废院，即早期医院的雏形。《管子・入国》记载："入国四旬，五行九惠之教。一曰老老，二曰慈幼，三曰恤孤，四曰养疾，五曰合独，六曰问疾，七曰通穷，八曰振困，九曰接绝。"意思是，管子入国才 40 天，就已 5 次督行 9 种惠民的政教，其中慈幼、恤孤、养疾、问疾等均与医疗保健、社会抚恤相关。

西汉设立了最早的收容传染病患者的医院——"隔离院"。东汉设立了"庵庐"。据《后汉书・皇甫规传》记载，"延熹五年，壬寅年，皇甫规在陇右，军中大疫，死者十有三四，规亲入庵庐巡视"。此"庵庐"实为军医院。隋唐时期，设立了专门收容麻风病患者的"疠人房"。唐宋时期有为残疾人设立的"病坊""养病坊""安济坊"等。"病坊"等设置初时以收治麻风病患者为主，后则兼收贫病无依者。西梁天保七年（公元568年），北天竺（今印巴一带）入华僧人那连提黎耶舍创“病坊”于河南汲郡（今河南省卫辉市）西山寺，以“收养疠疾”为主，并且男、女分别设坊。后来各处均有设置，皆由僧人主管与护理。“养病坊”为唐开元年间由官府设置、属寺僧经营的收容流浪乞丐及残疾人的场所。《旧唐书·武宗纪》记载：“悲田养病坊，缘僧尼还俗，无人主持，恐残疾无以取给，两京量给寺田赈济。”宋朝阮阅在《诗话总龟·讥诮》中记载：“时有人作诗曰：谁谓调元地，翻成养病坊。”北宋元祐五年（公元1090年），文学家苏轼在杭州领导控制流行病时始建“病坊”，又名“安乐”。崇宁二年（公元1103年），政府将“安乐”接管并易名为“安济坊”，其后，各地均设有“安济坊”。《宋史·卷一九·徽宗本纪一》记载：“辛未，置安济坊养民之贫病者，仍令诸郡县并置。”宋朝陆游《老学庵笔记·卷二》记载：“已而置居养院、安济坊、漏泽园，所费尤大。”此后至清代，先后出现了规模较大的“福院”“广惠坊”“慈幼昌”等医院雏形。

前文提及的“庵庐”，类似于现在的兵站医院，其实不同时代也多设置军医院，如元代设有“安乐堂”。据《元史》记载，“至元十六年（公元1279年）二月诏：湖南行省于戍军还途，每四五十里立安乐堂。疾者医之，饥者廪之，死者藁葬之，官给其需”。安乐堂设立的目的在于照顾过往患病的军人。但遗憾的是，由于腐败和管理不善，安乐堂有名无实，并未成为真正意义上的“安乐堂”。《元典章》载，至元二十一年（公元1284年）二月，“御史台咨监察御史呈会验……照得扬州省札付各翼并都镇抚司：起盖安乐堂。将获病军人，每五名将军一名煎煮扶持。仍委年高谨厚头目一员充司病官，将引医工诊候，官给药饵调治，须要痊可等事。近巡视扬州四城，蒙古、汉军、新附军三十余翼，虽汉军一十二翼起盖安乐堂，兼蒙古、新附军二十余处，自来俱不曾置立安乐堂，就取论各翼并都镇抚司、首领官、司病官，各各违错招伏。今来卑职参详：省都镇抚司并各翼管军官、司病官，不以病军为念，不行置立安乐堂；及虽有房舍，又多疏漏，什物不完，药饵阙少，提调怠慢，以致军人死损，有失朝廷伏恤军人之意，呈乞依理惩戒，仍遍下各道按察司一体施行”。

与现代医院相比，以上医疗场所仅为医院的雏形，不仅规模小、数量少、组织简单、缺乏成型的管理制度，而且多为临时收容或隔离机构，虽具有慈善的性质，但机构的临时性和随意性较大。

清代鸦片战争前后，西医由传教士传入我国。1835年，美国教会派传教医生派克（Parker）在广州设立教会医院——眼科医局。随着一系列不平等条约的签订，西方列强纷纷在我国各通商口岸设立教会诊所和教会医院。据调查，1859年，全国仅有教会医师28人。1876年，教会诊所和教会医院分别达到24所和16所，到1905年分别达到241所和166所，有教会医师301人。这一时期的医疗机构与现代医院相比，具有规模小、设备简陋、医疗人员少等显著特点。1937年，英美基督教会在华开办的医院共300所，床位约2.1万张。资料显示，中国医院始于1900年以前的有29家，其中中山大学孙逸仙纪念医院始于1835年，上海交通大学医学院附属仁济医院始于1844年，福建医科大学附属协和医院始于1860年，天津市肿瘤医院始于1861年，武汉市普爱医院始于1864年，上海交通大学附属第一人民医院始于1864年，华中科技大学同济医学院附属协和医院始于1866年，浙江大学医学院附属第二医院始于1869年（张鹭鹭、王羽，2014）。

由中国自办且具有一定规模的西医医院，是20世纪20年代末30年代初在南京设立的中央医院。中央医院设有内、外两大科，内科下辖小儿科、皮肤科及肺痨科，外科下辖妇科、骨科、耳鼻喉科、牙科、X线科、电疗科和检验科等，有床位275张。中央医院是民国时期南京兴办的规模最大、设备最完善的医院。抗日战争爆发后，中央医院迁至重庆，还在贵阳设立了分院。据统计，1937年全国共设省立医院15所、市立医院11所、传染病医院6所、县立医院152所。1945年，卫生署公布了《公立医院设置规则》。据统计，1947年全国有大小医院2000多所、病床数约9万张。其中，省立医院110所、市立医院56所、县立医院1440所，此外还有传染病医院、结核病防治院、精神病防治院、麻风病医院及戒烟医院等

（张鹭鹭、王羽，2014）。

1949年，全国医院仅有2600家，而当时中国人口已超过5亿。新中国成立后，医院尤其是公立医院建设有了大跨步发展。从1951年第一个五年计划开始，我国陆续投资建立了一大批公立医院。截至1965年，我国县级及县级以上医院数量为5445家，新中国城市公立医院体系基本完成。1965年，毛泽东主席作出“把卫生工作重点放到农村去”的指示，之后出现了农村合作医疗和“赤脚医生”的热潮。城市层面建立起了省、市、县三级公立医院网络，农村层面建立起了县、乡、村三级医院卫生服务网络，初步形成了覆盖城乡的医疗卫生三级服务体系，我国公立医院服务网络初步形成。1978年，在阿拉木图召开的国际初级卫生保健会议上，“县、乡、村三级医疗体系”“农村合作医疗制度”和“赤脚医生”被视为中国初级卫生保健体系的“三大法宝”，获得了国际认可，并被世界卫生组织作为典范向发展中国家进行推广。

这一时期我国对公立医院实行的是单纯福利性事业和计划经济管理模式，即对全国医院实行“包起来、养下去”。到1975年，中国公立医院接近8000家，到1980年已超过9000家。由于卫生经费投入不足，同时存在“吃大锅饭”的现象，公立医院亏损严重，进一步影响卫生经费的投入，从而影响了卫生技术水平的提高。

1992年10月，党的十四大提出，中国经济体制改革的目标是建立社会主义市场经济体制，中国改革开放的步伐由此进一步加快。1993年11月，中共十四届三中全会审议通过《中共中央关于建立社会主义市场经济体制若干问题的决定》，将党的十四大提出的经济体制改革的目标和原则具体化，明确了建立社会主义市场经济体制的基本任务和要求，勾画了其总体规划和基本框架。这一决定成为20世纪90年代我国推进经济体制改革的行动纲领。在此背景下，我国公立医院也开始尝试现代企业制度的改革模式，引入市场力量参与医院的经营与运作。在市场化改革影响下，当时的制度背景为“给政策不给钱”，公立医院在“以工助医、以副补主”的政策影响下积极创收，经济状况得到极大改善，综合实力显著提升。

新中国成立后的 50 年，中国公立医院的数量基本呈现上涨趋势，2000 年已超过 1.6 万家。之后，随着中国公立医院的改制以及社会办医的开放，公立医院的数量开始减少，2015 年首次被民营医院超越。2019 年，中国公立医院数量约为 1.2 万家，而民营医院的数量超过了 2.2 万家。

1.1.2　国外医院的发展历史

根据曹桂荣、张鹭鹭、王志伟等学者的共识性提法，国外医院的产生和发展大致经历了以下四个发展阶段。

1.1.2.1　医院的萌芽时期（公元前 7 世纪至 18 世纪末）

公元前 600 年，印度出现了医院的雏形，与现代医院的管理相似，具体包括遵循一定的公共卫生原则、设置剖宫产观察制度、每 10 个村设置 1 名医生等。公元前 480 年，希波克拉底首次使用听诊诊治患者，实施外科手术，当时的很多庙宇都成了医治场所。公元 7 世纪的穆罕默德（Mohammed）时期，伊斯兰世界以教会医院为基础，出现了真正意义上的医院系统，按照眼病、发热、腹泻、妇产疾病等病种划分不同的病区进行诊治，按病情严重程度分开护理，此外还开展临床教学工作，将病例的临床报告用于临床教学。中世纪的巴格达、大马士革和开罗等地都有著名的大医院，大马士革的医院和医学院还有藏书丰富的图书馆。公元 542 年和 641 年，法国里昂和巴黎先后建立了依托宗教组织的医院。此时的医院，护理重于治疗，目的是清洗人们的灵魂从而服务于宗教。1204 年，欧洲建立了第一所真正意义上的医院——罗马的圣灵医院。14 世纪以后，欧洲的普通医院逐渐增多，宗教色彩逐渐淡化，医生也更多地由非神职人员担任。

1.1.2.2　初步形成时期（18 世纪末至 19 世纪中叶）

起源于英国的工业革命使社会生产力获得极大发展。机器取代人力，大规模工业生产取代个体手工工场生产，社会财富不断增加。受产业集聚的影响，人口不断向城市集中，城市规模空前扩大。工业革命作为一次技术性变革，极大地促进了科技的发展。此外，传染病等时常威胁人类生存。工业化和城市化水平的提高、科学技术的不断突破以及传染病的威胁等客观条件促使了近代医院的形成。这一时期，医院的医疗技术手段呈现多样化的特征，包括物理诊断、临床试验、药物疗法及麻醉技术等诊疗技术。这一时期，医院也有了初步的分科，包括内科、外科、妇科等。虽然这一时期医院的医疗水平有了一定提高，但与现代医院相比，无论在规模、管理水平还是技术水平上都存在较大差距。

1.1.2.3 近代医院发展时期（19 世纪中叶至 20 世纪 60 年代）

1889 年，第一家医学实验室正式设立；1896 年，人类第一次在医院使用 X 光片用于疾病诊断；1900 年，奥地利内科医生卡尔·兰德斯泰纳发现血型，随后被用于临床医学，为输血安全提供了保障；1842 年，法国科学家马特尼斯（Mattencci）首先发现了心脏的电活动；1872 年，缪尔黑德（Muirhead）记录到心脏波动的电信号；1885 年，荷兰生理学家威廉·艾因特霍芬（Willem Einthoven）首次从体表记录到心电波形；1903 年，心电图第一次在医院用于诊断心血管疾病；1929 年，脑电图开始用于脑学神经疾病的诊断。这一时期，经济社会的发展为医院建设奠定了坚实的物质基础，而技术的发展为诊疗奠定了扎实的技术基础，近代医院呈现分科化、正规化和普及化等显著特点。

1.1.2.4 医院现代化发展时期（20 世纪 70 年代以来）

两次世界大战后，全球进入了一个相对和平的发展时期，生产力水平获得空前发展，技术水平突飞猛进，促进了医学科学和医疗技术的快速发展。为不断适应经济社会的发展和满足现代人们对卫生健康服务的需求，现代医院应运而生，医学技术的现代化、医疗专业的综合化、医院管理的现代化成为现代医院的典型特征。但应该看到，现代医院主要出现在发达国家，大部分发展中国家仍处在近代医院或近代医院与现代医院并存的阶段。

1.2　中国医院的分类与分级和中国医院的二元

1.2.1　中国医院的分类与分级

根据不同的标准和依据，中国医院可以划分为不同类型。

按照所有权性质分类，可分为公立医院和民营医院。公立医院是指经济类型为国有和集体的医院，民营医院是指经济类型为国有和集体以外的医院，包括联营、股份合作、私营、台港澳投资和外国投资等医院。

按照经营范围分类，可分为综合医院和专科医院。典型的专科医院包括口腔医院、眼科医院、耳鼻喉科医院、肿瘤医院、心血管病医院、胸科医院、血液病医院、妇产（科）医院、儿童医院、精神病医院、传染病医院、皮肤病医院、结核病医院、麻风病医院、职业病医院、骨科医院、康复医院、整形外科医院、美容医院等。

按照主管机构分类，可分为国家卫健委直属医院、地方医院、部队医院、企业所属医院等。当然，也可以按城乡分为城镇医院和乡村医院。

医院等级由卫生行政部门评定。20 世纪 80 年代末，我国建立了医院评审制度，将医院划分为三级十个等次。我国《医院分级管理办法（试行）》规定：医院按功能、任务不同，划分为一级医院、二级医院、三级医院，是反映医院规模和医疗水平的综合指标。一级医院是直接向一定人口的社区提供预防、医疗、保健、康复服务的基层医院、卫生院。二级医院是向多个社区提供综合医疗卫生服务和承担一定教学、科研任务的地区性医院。三级医院是向几个地区提供高水平专科性医疗卫生服务和执行高等教学、科研任务的区域性以上的医院。各级医院经过评审，按照《医院分级管理标准》确定为甲、乙、丙三等，三级医院增设特等，共三级十等。

1.2.2　中国医院的二元

2019 年，中国医疗机构总数已超过 100 万家，医院数达到 34354 家。

医疗机构诊疗人次达 87 亿，住院诊疗人次达 2.7 亿，与 2014 年相比，分别增加了 14.7%和 30.4%。近年来虽然我国医疗资源供给持续增加，但仍面临医疗资源分布不平衡等问题。从患者异地就医的情况来看，患者流出比例最高的 5 个省份为西藏、安徽、内蒙古、河北、甘肃，而患者流入比例最高的 5 个省份为上海、北京、江苏、浙江和广东。

中国医疗资源空间配置的不平衡还可以从医院的等级进行分析。以三甲医院为例，当前北京协和医院为国内最著名的医院之一，郑州大学第一附属医院是亚洲最大的医院，这两所医院均为国内著名的三甲医院，其医疗技术和医院规模等均居全国前列。而同样为三甲医院的青海省第三人民医院在规模、技术水平上远远不如上述两家医院。

北京协和医院由洛克菲勒基金会创办，建成于 1921 年，志在“建成亚洲最好的医学中心”，100 年来创建了当今知名的 10 余家大型综合及专科医院。北京协和医院是集医疗、教学、科研于一体的现代化综合三级甲等医院，以学科齐全、技术力量雄厚、特色专科突出、多学科综合优势强大享誉海内外。北京协和医院是国家卫生健康委指定的全国疑难重症诊治指导中心、最早承担高干保健和外宾医疗任务的医院之一、高等医学教育和住院医师规范化培训国家级示范基地、临床医学研究和技术创新的国家级核心基地。在国家三级公立医院绩效考核中两次排名第一，在复旦大学医院管理研究所公布的“中国医院排行榜”中连续 11 年名列榜首。截至 2021 年，北京协和医院共有 4 个院区，总建筑面积 56 万余平方米，在职职工 4000 余名、两院院士 3 人，临床和医技科室 60 个、国家级重点学科 20 个、国家临床重点专科 29 个、国家级科研平台 5 个、博士点 32 个、硕士点 26 个、国家级继续医学教育基地 6 个、国家住院医师规范化培训专业基地 20 个、国家专科医师规范化培训试点基地 8 个。开放住院床位 2000 余张，2020 年手术量 36697 人次、年出院患者 7 万余人次。

郑州大学第一附属医院作为亚洲最大的医院，集医疗、教学、科研、预防、保健、康复于一体，是具有较强救治能力、较高科研水平和国际交流能力的三级甲等医院。郑州大学第一附属医院始建于 1928 年 9 月，前身为原河南中山大学医科。截至目前，该医院有河医院区、东院区、北院区和南院区4个院区，实行一院多区差异化发展、同质化管理、标准化建设和规范化运行。总占地面积871亩，院中院13个，临床医技科室120个，病区279个。2017年临床医学成为国家“双一流”建设学科。有国家临床重点专科20个、河南省重点学科29个、河南省特色骨干专科2个，国家疑难病症诊治能力提升工程1个、河南省医疗服务能力提升工程15个、河南省医学中心7个、河南省质控中心16个。医院瞄准国内外医学科技前沿，以心、脑、肺、肝、肾、耳鼻喉、眼、妇产科等优势学科为支撑的大器官疾病综合诊治技术达到国内一流水平。全院有在职职工14341人，其中卫生技术人员12330人，正高级职称646人、副高级职称1308人、中级职称6484人，具有博士学位的职工2057人、硕士3443人。

青海省第三人民医院是青海省唯一的三级甲等精神卫生专业机构，也是青海省为数不多的三甲医院之一。该院有在职职工298人，核定编制197人，编外用人额度217人。卫生专业技术人员225人，占职工总人数的75.5%，其中高级卫生专业技术人员57人。

1.3　何为“空间思考”

空间是什么？这一问题从古至今都是讨论的热点。亚里士多德把“空间”作为事物存在和运动的方式，认为它是无限的、永恒的空的区域；笛卡尔则从几何意义上理解空间，认为它是一切存在和发生的场所；康德把空间看作与经验领域完全分离的一种“主体的、内在的、观念的、先验的、本质的机构”。当然，这些哲学的定义和讨论有些过于抽象，地理学更关心一些具体的问题：空间是空的吗？是永恒的吗？是静止的吗？显然都不是。目前我们探讨的地理学的空间都必然涉及其中的要素分布、功能组合和社会运动——很难想象没有要素、没有差别、没有人的“空”能够成为地理学的核心问题。而这些要素和活动处于不断地发展和变化中，进而也在不断地改变空间本身，从而需要从一种相对的、动态的、与社会经济要素相联系的和建构的角度理解地理学的空间。

1.3.1 计量地理学家的思考方式

地理学家大多关注研究对象的空间分布、形成与结构等议题，自20世纪60年代地理学计量革命以来，发展了多种计量方法以描述、辨别不同地物的空间分布与空间形态。计量地理分析与一般统计分析的最大差异在于对空间特性的考量，除了一些数值资料的计算与统计分析，还分析具有地理特性或空间关系的资料（如距离、邻近等）。一些地理学家能够利用这样的分析思维找出传染病或流行性感冒扩散的中心位置等。

了解了资料在空间上的分布形态后，计量地理学家需要进一步厘清这些分布形态是否具有统计显著性，还是只是巧合地、随机地呈现这样的分布，以及相邻地物的属性为何具有高度相似性等地理特征。地理学家将大量的资料进行总结，确切地得出资料的地理特征。例如，中国癌症观测，通过分析不同区域观测点上癌症发病率和死亡率的数据，可以描述有关癌症的相关资讯在空间上是如何分布的，以何种形态分布的，以及其他因素与不同分布形态之间的关联甚至因果关系（温在弘，2015）。

1.3.2 空间思考的内容

地理学家对上述空间议题的思考内容大致可归纳如下（温在弘，2015）。

1.3.2.1 地物是如何分布的

空间统计能够描述地物的地理特性，如地物的中心点、地物的聚集或离散程度及方向性等。这些信息有利于人们进行追踪研究，如追踪某种疾病的中心点是否随着时间的分布状况及变化方向而改变。

1.3.2.2 地物分布呈现何种分配形态

我们可以分析地物的分布呈现何种空间形态以及这种空间形态的特性。例如，通过分析疾病资料，发现存在高度集聚模式，因此可以推论疾病已经在某地开始流行。另外，我们可以研究地物的属性值呈现何种模式，如通过历年癌症观测点的数据，得出不同区域的癌症发病率或死亡率。

1.3.2.3　集聚的位置在哪里

当我们想要找出集聚的原因时，了解集聚的位置能够给予我们很大帮助。例如，当卫生部门发现流行性感冒的集聚中心时，能够立即通知当地居民注意自己或周围的人是否出现感冒症状，并且试着由集聚中心找到病源。再如，通过癌症发病率或死亡率在区域间的分布，找出高发病率或高死亡率集聚的区域或低发病率或低死亡率集聚的区域。

1.3.2.4　地物与其属性值间是否存在关联

空间分析不仅可以帮助人们了解地区间的分布形态，还可以分析不同地物属性间的关系。接上述癌症发病率或死亡率的例子，若发现高发病率或高死亡率与低发病率或低死亡率分别集聚于不同区域，则可以进一步观察是否有工业污染、二氧化碳排放以及其他环境因素造成了这种区域差异现象，从而为疾病的科学治理提供参考。

1.4　空间分析

空间分析是研究问题的一种思维方式，也是一种技术工具，其本质是通过与现代信息技术手段的结合提取研究对象的空间信息和空间属性。目前，空间分析已广泛应用于社会科学领域，成为引领社会科学研究的前沿之一。

随着大数据时代的来临，人类社会进入了信息大爆炸时代。当然，大数据的出现也使人们对信息的需求发生了重大变化，对信息来源的广泛性和多元性、信息分析的综合性和精确性提出了更高的要求。随着计算机技术的出现和快速发展，对空间位置信息和其他属性类信息进行统一管理的地理信息系统（geographic information system，GIS）也取得了快速发展，在此基础上的空间分析的重要作用日益凸显。

1.4.1 什么是空间分析

所有的事情都具有与它们相联系的时间坐标和空间坐标，它们在某一时间发生在某一地方（海宁，2009）。若所有事情共同发展，就不会有发展。若每件事情存在于同一地方，就不会有特殊性。只有空间才使特殊成为可能，然后在时间中展开（勒施，2010）。这其实是在阐述人类观察问题和研究问题的两种思维，即时间思维和空间思维。由于所有研究对象均发生在相应的空间中，因此从空间的视角来看待研究对象是人类自古以来的习惯。也就是说，空间是一个古老的问题，但空间分析作为一种技术手段或技术工具，却是随着近现代科学技术，尤其是信息技术的发展才出现、逐渐受到重视并被广泛应用的。

实际上，自有地图以来，人们就在自觉或不自觉地进行着各种类型的空间分析（spatial analysis）。在地图上测量地理要素之间的距离、方位、面积，乃至利用地图进行战术研究和战略决策等，都是人们利用地图进行空间分析的实例，而后者实质已属较高层次上的空间分析（郭仁忠，2001）。“空间分析”这一术语的出现可追溯到20世纪50年代（Berry and Mable，1968），与地理学有较多渊源。发起于20世纪60年代的地理和区域科学计量革命，使空间分析得到蓬勃发展。但在开始阶段，空间分析侧重应用定量（主要是统计）分析手段分析点、线、面的空间分布模式。Chorley（1972）对数据的空间分布和空间结构进行重构后，发现与以往研究方法相比将得出不同的研究结果。Ripley（1981）则对点、面两类数据进行了分析。Uniwn（1981）把地理数据分为点、线、面和空间连续性数据等类型，进行参数描述和图形分析。后来，空间分析借助技术手段，更多地强调研究对象的空间特征、空间决策过程和复杂空间系统的时空演化过程分析。Haining（1994）认为，空间分析是基于地理对象的空间布局的地理数据分析技术。郭仁忠（2001）认为，空间分析是基于地理对象的位置和形态特征的空间数据分析技术。由此可以得出，空间分析是借助计算机软硬件技术的一种分析手段，其目的在于着重分析研究对象的空间属性，提取和传输空间信息。其中，空间分析中“空间”的内容指的是研究对象的每个数据项都应该配有一个地理参考，便于人们观察到每个事例发生在地图上的具体位置。

一般来说，空间分析包括三项基本内容：一是制图建模，即每个数据集被表示为一幅地图或是基于地图操作生成的新的地图（海宁，2009）。例如，缓冲区分析就是对给定的空间对象，如医院门诊部、道路、商业设施、学校等，按设定的距离条件，围绕这些要素形成具有一定范围的多边形实体，从而实现数据在二维空间的扩展。二是数学建模，即根据相关理论，提出相应假设条件，建立模型描述研究对象空间分布模式和动态过程。当然，空间分析中数学模型的效果依赖于模型中对象之间的空间相互作用形式，或空间关系，或模型中对象的空间位置，如一个地区人口的不同地理分布和人口的密度分布会对流行病的传播产生影响。同时，一个地区选民的政治倾向与区域的人口地理分布与人口密度之间也可能存在一定的关系。三是对空间数据进行适当分析的统计技术的开发和应用，以及充分利用数据中的空间参考，如空间分析与 GIS 的结合使用。

空间分析在应用过程中一般从以下几个方面入手：空间位置分析、空间分布分析、空间形态分析、空间关系分析和空间相似（如空间拓扑）分析（郭仁忠，2001）。

关于空间分析的经典案例

1854 年 8—9 月，英国伦敦霍乱大流行，当局始终找不到发病的原因。当时关于霍乱起因的主流观点是空气污染论，而非病菌学说。后来，约翰·斯诺（John Snow）博士说：“我们画一张图吧。”他在绘有霍乱流行地区所有道路、房屋、饮用水机井等内容的 1∶6500 比例尺的地图上标出了每个霍乱病死者的住家位置，得到了霍乱病死者居住分布图。斯诺医生分析了这张分布图，得出了霍乱病源之所在——死者住家都集中于饮用“布洛多斯托”井水的地方及周围。进一步深入调查发现，这口水井的水来自河水，而河水被伦敦排出的污水污染了，污染的水携带霍乱病菌。霍乱病患者大都喝了这口水井的水。根据斯诺博士的分析和请示，当局于9月8日摘下了这口水井的水泵，禁止使用该水泵吸水。这天以后，再也没有出现新的霍乱病患者，霍乱疫情得到了有效缓解。

在这个例子中，患者的居住地与饮用水井之间的空间位置关系揭示了霍乱病的发病根源。虽然约翰·斯诺没有发现导致霍乱的病原体，但创造性地使用空间统计学等分析手段找到了传染源，证明了该研究方法的价值。后来，空间统计分析在医学界成为一项基本的研究方法，而“约翰霍乱地图”也成为空间分析的经典案例（Smith，2009）。

1.4.2 空间分析与地理信息系统

地理信息系统是在计算机软硬件的支持下，对整个或者部分地球表层空间中的有关地理分布数据进行采集、存储、管理、运算、分析、显示和描述的技术系统。其处理和管理的对象是多种地理空间实体数据及其关系，包括空间定位数据、图形数据、遥感图像数据、属性数据等，主要用于分析和处理地理区域内分布的各种现象和过程（汤国安等，2021）。

一般来说，完整的地理信息系统必须包括三个方面：硬件系统（包括网络系统）、用于分析的软件系统、地理空间数据（Uniwn，1981；陈述彭、鲁学军、周成虎，1999；龚健雅，1999，2006；汤国安等，2021；普莱斯，2012）。早期的地理信息系统一般缺乏空间分析功能，但20世纪90年代至今，随着地理信息系统在规模、复杂性和适用性等方面的提高，空间分析模型和方法的逐步完善，二者结合成为必然（Goodchild and Haining，1992）。地理信息系统不只是为了绘制地图，更重要的是分析空间数据，提供空间决策的支持信息，可以说空间分析是地理信息系统的灵魂（郭仁忠，2001）。空间分析丰富和完善了地理信息系统的核心功能，同时地理信息系统也为空间分析提供了技术支持，使得空间分析能够借助地理信息系统，分析研究对象具有空间属性的数据资料，揭示非空间分析方法不能揭示的研究对象的空间属性。当前，空间分析已经成为GIS的核心功能之一，并成为GIS有别于其他信息系统的重要标志之一。

1.4.3　空间分析在社会科学领域中的应用

空间分析最早是在地图制图学和测量学中发展起来的，但是很多领域都对空间分析的发展产生了重要影响，例如，统计学（Getis and Ord，1992；Haining，Wise and Ma，1998；Stei，Meer and Gorte，1999；赵作权，2014）、数学和计算机科学、地理信息系统（Goodchild，1987；Fischer，2006；海宁，2009）、遥感等领域都推动了空间分析的发展。当前，基于GIS的空间分析方法作为一种新兴的现代技术，凭借其在空间数据分析与空间处理能力方面的优势被广泛应用于地理学、地质学、生态学、生物学、地球物理、大气科学、水文学、区域科学等多种自然学科或交叉学科的研究，成为资源清查与评估、环境监测与评价、农作物估产与预警、农作物分区种植、灾害预警与损失评估、道路交通管理等领域重要的研究工具和分析手段。

随着相关学科研究的不断进步，尤其是计算机技术和信息技术的蓬勃发展，空间分析成为一种理解和解释现代社会问题的技术工具。空间分析依据自身方法多样、思想多元、多学科综合交叉等显著特征和优势，其研究成果已在经济学、社会学、公共卫生和公共医学、公共政策、犯罪学、交通经济学、经济地理学、城市治理、考古学等社会科学领域中广泛应用（美国国家研究院，2002）。例如，Goodchild和Janelle（2004）在《空间综合社会科学》中，使用空间分析方法研究土地利用、城市、商业、收入、公共卫生、公共政策等社会科学领域的问题。再如，为促进空间分析在社会科学领域中的应用，创刊于2008年的《应用空间分析和决策》将研究领域聚焦于犯罪和贫困、移民和人口结构调整、商业零售活动和就业变化、资源管理和环境改善等方面，侧重空间分析方法在不同学科领域和不同区域中的应用研究（赵永、王岩松，2011）。

空间分析在社会科学领域的具体应用中呈现出两种趋势——可视化与定量化（赵作权，2013）。可视化指的是将符号或数额转化为直观的几何图形，用来解释输入计算机中的图像数据，并从复杂的多维数据中生成图像，便于研究人员观察其模拟和计算过程。空间分析的可视化功能在社会科学领域的研究趋势包括四个部分，即精细化、球面化、立体化和网络化。

表 1-1　GIS 基础上的空间分析功能

名称	内容
分析工具	①裁剪、选择、拆分等； ②相交、联合、判别等； ③缓冲区、邻近分析、点距离； ④频度、加和统计等
数据管理	①字段、索引、值域、子类型和工作空间管理； ②空间数据库版本、关系类和拓扑； ③栅格管理与图层、视图、关联和选择集； ④综合（融合）与要素操纵工具； ⑤数据集管理（创建、复制、删除和重命名）
转换工具	①矢量栅格数据转换； ②CAD、Coverage、shipefile、ceodatabase 相互转换
空间分析工具	①矢量数据空间分析（缓冲区分析、叠置分析、网络分析）； ②栅格数据空间分析（距离制图、表面分析、密度制图、统计分类、重分类、栅格计算）； ③空间统计分析（空间插值、创建统计表面）； ④水文分析（河网提取、流域分割、汇流累计量计算、水流长度计算等）； ⑤地下水分析（达西分析、粒子追踪、多孔渗透）； ⑥多变量分析、空间插值； ⑦数学、地图代数
3D 分析工具	①转换工具； ②重分类及 TIN 工具； ③表面生成（栅格、TIN 表面）； ④表面分析（表面积与体积、提取等值线、计算坡度与坡向、可视性分析、提取断面与表面阴影等）
地理编码工具	①创建和删除地址定位器等； ②自动化和重建地理索引编码； ③地理索引编码地址分配； ④标准化地址等

续表

名称	内容
线性参考工具	①ArcView 中，显示点与线要素及线性参考要素的阴影工具； ②ArcEditor 中，创建和编辑线性参考要素的工具； ③ArcInfo 中，线性参考分析，从要素生成事件及覆盖事件等
Coverage 工具	分析、数据管理和转换等

资料来源：国安，等. 地理信息系统空间分析实验教程［M］. 北京：科学出版社，2010.

定量化指的是通过建立空间分析的数学模型，对真实世界中的研究实体和现象进行抽象或简化，重点提取研究数据的空间信息和属性。用于定量的空间分析模型一般包括三种类型。①空间分布模型。空间分布一般有 5 个要素，即中心性、展布性、密集性、空间方位和空间形状，通过构建空间分布模型可以更加精确地确定研究对象的空间集聚、邻近性、均衡性和差异性等特征。②空间关系模型。通过辨识研究对象的方向、距离、联通和拓扑四种空间关系类型，构建研究对象的空间关系模型。③预测、评价和决策模型。这类模型强调应用性，对研究对象的未来发展趋势进行预测评估，以便为决策服务。

Butz 和 Torrey（2006）在《科学》杂志上发表的关于社会科学研究前沿的论文指出，基于地理信息系统的空间分析是当前社会科学的研究前沿之一，空间分析将对社会科学研究产生重大影响。空间分析引领了社会科学研究方法，不仅为社会科学研究提供了不同于以往的研究视角，注入了新的研究活力，更为重要的是使空间思维在社会科学领域得到广泛传播。可以说，在专业高度分化的今天，空间分析为社会科学领域提供了新的研究思路。

1.5 研究内容

本书以中国医院为研究对象，基于空间分析方法的基本原理，重点从空间邻近性和空间异质性两个视角研究中国医院空间格局以及影响因素，并对中国医院的空间治理提出建议。首先，对空间思考和空间分析的内容进行了界定。其次，在不同空间尺度下对中国二级医院、三级医院和三甲医院的分布进行了空间描述。再次，在对空间数据两大特征——空间邻近性和空间异质性内涵及其测定原理进行界定的基础上，分别从空间邻近性和空间异质性两个视角研究了中国二级医院、三级医院和三甲医院的空间格局、空间形态及其影响因素。最后，基于对中国医院的空间分析，提出促进中国优质医疗资源下沉、缓解中国优质医疗资源空间分布不均衡的空间治理思路。

第2章 空间视角下的医院研究进展

关于医疗资源空间配置问题的刻画和分析大多借助地理信息技术等手段来实现。近年来，地理信息技术发展迅猛，相关数据和研究方法不断涌现并完善，在卫生领域获得广泛应用。地理信息技术在卫生领域的应用大致可分为两个方面。

2.1 关于疾病和健康的研究

这方面研究包括癌症、出生缺陷等疾病在空间上的分布和特定影响因素之间的关系，传染病或者急性病等疾病暴发和扩散的空间规律以及传染媒介与环境的关系。

我国是乙型肝炎病毒（HBV）感染者最多的国家，许多研究表明，HBV感染与肝癌的发生有关。以深圳市为例，乙肝合并肝癌是深圳市乃至世界范围内的一个重大公共卫生问题，深圳市政府多年来一直试图监测和控制这些疾病。Abdullahi等（2014）采用地理信息系统技术和空间分析相结合的方法，使用2010—2012年人口普查中地区一级患者的数据，对2010—2012年深圳市乙肝或肝癌住院患者的家庭住址进行了空间分析，研究深圳市HBV感染和肝癌的分布特点及规律，为建立一个监测、预防和控制这些疾病的系统提供了一定参考。研究发现，HBV感染与肝癌的分布虽然无全球空间相关性，但是在南山区的某些分区具有明显的集聚效应；2010—2012年，深圳特区与深圳特区以外地区相比，乙肝和肝癌的发病率密度和发病率更高；深圳市乙肝和肝癌的发病率存在明显的地域差异；为缩小差距，预测、控制HBV感染和肝癌的发展，应对这些疾病采取干预措施，并侧重于贫困地区。地理信息系统和空间分析在降低公共卫生风险规划中发挥着重要作用，可能成为乙肝和肝癌流行病学描述、分析和风险评估的组成部分。

Harling 等（2014）对巴西结核病的社会经济决定因素进行了空间分析。该研究使用市级年龄/性别标准化的结核病通报数据，调查了 2002—2009 年巴西结核病的空间分布、社会和经济相关性。研究发现，结核病患病率在空间上具有很强的自相关性，在巴西东部沿海城市和西部地区非常高。非空间生态回归分析发现，城市化水平高、人口密度大、经济条件差、家庭拥挤、非白人人口以及更差的健康和医疗指标与较高的患病率相关。这些关联同样存在于空间条件自回归模型中，尽管贫困的影响似乎部分受到城市化、种族和空间自相关的影响，部分受到家庭拥挤的影响。该研究强调了巴西社会经济因素与结核病之间的多重关系，在分析结核病的社会经济决定因素时考虑了空间因素的重要性。

以往研究证据表明，部分撒哈拉以南非洲地区（Sub-saharan African，SSA）的艾滋病病毒流行率大幅下降。然而，国家层级上观察到的总体下降可能掩盖了感染的时间动态的局部变化。于是，Cuadros 等（2014）利用空间扫描统计数据，对几个 SSA 国家艾滋病病毒流行的空间变异性进行了研究，确定了坦桑尼亚、马拉维、肯尼亚和津巴布韦等国家艾滋病病毒流行率下降的显著空间变异性。研究表明，在一些 SSA 国家，国家艾滋病病毒流行率的下降可能并不代表艾滋病病毒流行率高的地区流行率下降，而是艾滋病病毒流行率已经较低的地区流行率急剧下降的结果。该研究结果为这些国家的资源配置和艾滋病病毒预防干预措施提供了启示。

在所有癌症中，乳腺癌的发病率与死亡率均排名前列，已经成为全球的沉重负担。根据世界卫生组织国际癌症研究机构（IARC）公布的全球癌症发病及死亡数据，2020 年，乳腺癌发病率（11.7%）位居全球第一，死亡率（6.9%）位居全球第五。此外，乳腺癌细胞的转移将导致身体其他器官的病变，患者会遭受身体疼痛与精神抑郁的双重打击。由于乳腺癌确切的致癌因素尚不清楚，降低人类患病风险的工作也困难重重。目前，全世界都着力于在“预防”和“治疗”两个方面对乳腺癌形成“前后夹击”的态势，以期突破人类当前面临的“乳腺癌困境”。Brantley－Sieders 等（2012）研究了局部乳腺癌空间模式，以解决乳腺癌死亡率的局部差异。局部空间模式在研究中常常被忽视，而这种地方信息可以提供一种有价值的衡量标准，以利用区域社区卫生资源降低乳腺癌死亡率。该研究使用国家和州范围的数据集，评估了田纳西州中部乳腺癌死亡率的地理分布以及影响乳腺癌死亡率的已知风险因素。对田纳西州中部的每个县，以及戴维森县的每个邮政编码，根据风险因素的流行程度进行了评分，并分配了四分位数的分数作为确定需要帮助的地理区域的一个指标。虽然乳腺癌死亡率通常与年龄和发病率有关，但已确定的地理区域中，乳腺癌死亡率与年龄和发病率无关，而是与额外的风险因素相关，如乳房 X 线照相术筛查和社会经济地位。特定风险因素的地理变异性是明显的，说明了这种方法在确定局部风险区域方面的效用。这种方法揭示了在更广泛的基础分析中可能会被忽视的乳腺癌死亡率的局部模式。理解乳腺癌死亡率的地理分布以及危险因素的分布，不仅能识别出社区最需要的支持，还能将识别出的最有利于降低乳腺癌死亡率的资源提供给社区。

2.2　关于医疗服务资源配置的研究

利用空间分析研究医疗服务资源配置已成为国际研究的前沿热点。从空间分析视角对医疗资源配置的研究主要集中在对医疗服务设施和资源的空间分布及其可及性、有效性和公平性的研究上。

2.2.1　可及性

可及性分为地理可及性、时间可及性、经济可及性和社会可及性四类。地理可及性也称距离可及性，指患者到达最近医疗点的距离和时间。时间可及性指供方可提供医疗卫生服务的时间段，如晚间、休息日、节假日不提供非急诊服务。经济可及性指需要卫生服务时经济因素影响患者利用卫生服务的程度。社会可及性指社会歧视对患者就医的影响，如一些患者担心自己所患病症会受到社会歧视，怕暴露而不敢就医。

Lu 等（2019）以北京市为例，采用两步移动搜寻（two-step floating catchment area，2SFCA）法对转诊改革前后医疗资源的公平性和可及性进行了计算和比较，探讨了转诊制度改革对医疗资源可及性和空间公平性的影响，结果表明，转诊改革提高了北京市公立医院的整体可及性，但同时却加剧了城镇和街道医疗资源可及性的不平等。Reshadat 等（2019）应用地理信息系统中的网络分析模型、平均中心和标准距离调查了 1997—2012 年伊朗医院的可及性，发现 1997 年、2007 年和 2012 年伊朗医院的地理进入率分别为 68.80%、64.23%和 66.20%，65 岁及以上的妇女在这方面的风险更大。Shoman（2019）研究了伊斯坦布尔卫生保健可及性的变化，提出了一种利用综合地理信息系统和遥感框架评价研究区域现有医院 2007—2014 年可及性状况的方法，即以城市区域为原点，以医院为目的地，先在空间上进行识别，投影到地图上，然后与相应的街道网络叠加，构建基于起点—讫点（origin-destination，O-D）的矩阵，计算可及性指数。结果表明，所选区域的城市空间分布和城市路网发生了变化，基础设施投资对可及性指数均有积极影响，每日可及性指数和潜在可及性指数分别增长了 47.52%和 38.4%。Shaikh 等（2019）以巴基斯坦开伯尔-普赫图赫瓦省的阿伯塔巴德和白沙瓦两个区为例，选择阿伯塔巴德的 2 家医院和白沙瓦的 3 家医院，研究公共部门三级护理教学综合医院的空间分布和可及性。研究结果表明，在阿伯塔巴德的 44 个联合委员会（Union Councils，UCs）中，在医院周围 12 千米的缓冲区和医院周围的服务区内，分别有 23 个和 15 个 UCs 可以部分或完全进入；在白沙瓦的 93 个 UCs 中，在医院周围 12 千米的缓冲区和医院周围的服务区内，分别有 79 个和 77 个 UCs 可以部分或完全进入。

2009 年，我国政府启动了新一轮医疗改革，鼓励民营医院发展。与此同时，我国的许多公立医院也逐渐以营利为导向。这些趋势引起了人们对社会正义和区域差距的关注。Pan 等（2016）使用两种量化方法——最近邻法和增强两步浮动集水区（E2SFCA）方法，评估中国四川公立医院和私立医院的空间准入，研究了私营部门对中国医疗地理的影响。在界定四川两个次区域的基础上，根据所有权性质和医院等级对医院进行了分类，将分析结果应用于两个次区域的医院及其组合。研究发现，这两个次区域在医院的空间可及性上，无论是在数量上还是在空间格局上都存在较大的反差。公立医院仍然主导着全省的医疗服务，尤其是川西地区，一直完全依靠公立医院。民营医院只出现在川东地区，在初级阶段空间可及性上已经超过公立医院。然而，政府的卫生支出与医院的实际空间使用情况脱节。该研究提出，政府应继续承担医疗资源配置责任，谨慎推进公立医院市场化，鼓励民营医院向农村拓展。从方法上看，虽然两种量化方法的结果是一致的，但 E2SFCA 方法可以计算医院的人口调整密度，衡量与预期模式的偏差，因此在评估医院的空间准入与其他因素（如人口密度和投资）之间的关系时更有意义。

Ulak 等（2017）利用地理信息系统的空间与统计分析，研究了严重碰撞热区（hot spot）可达医院，以及时向事故受害者提供必要的援助，减少道路交通事故中的死亡人数。该研究具有双重目的：一是通过使用地理信息系统和统计分析来调查可及性，以发现高危地点；二是使用分层多项式逻辑回归分析方法来研究环境、交通和人为因素，以确定构成碰撞热区的决定因素。研究结果表明，部分路段的交通事故对驾驶员和乘客的伤害和死亡都具有严重的影响，不仅因为严重受伤的可能性较高，还因为医院提供紧急服务的可及性较低。特定的空间、交通和道路因素（如交叉口的存在或限速）极大地威胁着交通安全。该项研究结论可以帮助机构和官员调查高风险地点，以提高道路使用者的安全程度。

李俊等（2018）从时间成本角度出发，利用 2SFCA 计算空间可及性，界定了相对贫困并识别了省域缺医地区，作为省域医疗规划的基础。以 2015 年安徽省为例，从省域尺度来看，超过 97%的人口在 1 小时以内能到达县医院，但仍有 1.78%的人口需要 3 小时以上才能到达县医院，可及性从北到南呈高低交替波状分布；从县域尺度和镇域尺度来看，可及性高低分布不均衡。

2.2.2 有效性

Dogru 等（2019）利用地理信息系统技术绘制了反映卫生服务空间分布和密度的专题地图，分析了土耳其省级卫生服务的效率。结果表明，与预期相比，土耳其中西部地区的卫生服务状况比东部地区好，建议未来以省为单元深入研究卫生服务效率，以提高土耳其卫生服务的质量和数量，在平等的基础上为所有公民提供卫生服务。Vora 等（2015）研究了 Chiranjeevi Yojana 项目（古吉拉特邦政府在 2005 年启动的一个独特的公私合作项目）是否改变了印度古吉拉特邦免费综合产科紧急护理服务的地理可获得性。研究使用了 2001 年和 2011 年人口普查的次级数据以及拓扑排序和谷歌地球地图的地理信息，借助 ArcGIS 10.0 等软件，使用 2SFCA 方法分析了服务的可用性。该研究展示了地理信息系统如何作用于评估程序，特别是那些关注于提高可用性和地理可访问性的程序，表明地理信息系统在方案规划，特别是优化资源分配方面具有重要作用。Bruni 等（2015）使用空间计量经济学方法，从地区层面研究了意大利埃米利亚-罗马涅地区医院支出的空间效应，估计了考虑全球溢出效应的空间模型，并对可能不适当的住院和复杂医疗程序的相关支出进行了区分，同时研究了地理和制度邻近性在解释空间依赖性方面的相对贡献。该项研究发现，不同类型支出之间的交互作用存在很大差异，对于潜在的不适当的住院有积极的空间效应，而对于高复杂性的支出，这种效应一般不显著。基于对直接影响和间接影响的估计，该项研究还检验了区域间是否存在空间溢出，最后针对公共卫生规划人员提出了政策建议。

不同地区的心理卫生服务使用率反映了心理卫生的地理差异和卫生保健的复杂性，卫生保健系统在处理风险方面的差异和不平等是影响人口心理健康的两个关键。Law 等（2018）基于共享组件空间建模方法，通过分析多伦多社区层面的精神卫生服务利用情况，探索了多伦多地区医生的心理健康风险和医院的服务利用情况的地理差异。该研究允许同时分析两种主要的卫生服务利用情况，即医生就诊和与精神健康状况相关的住院。研究结果反映了多伦多地区两种类型的精神卫生服务利用的地理差异，并确定了精神卫生风险的热区和冷区（cold spot），这些热区和冷区使用的两种卫生服务是共同的，或者只针对使用一种卫生服务。根据发现的证据，笔者讨论了干预策略，如重点关注医生和医院的热区以及卫生服务的提供情况，以改善社区居民的心理健康。

时保国、孙玉凤（2020）从空间角度研究了我国省级单元卫生支出效率的分布特征及其影响因素，采用数据包络分析（data envelopment analysis，DEA）测算卫生支出效率，使用地理加权回归（geographical weighted regression，GWR）模型分析空间影响因素。研究发现，我国省级卫生支出效率具有明显的空间集聚现象。老龄化率、城乡居民基本养老保险参保率和人均居民可支配收入的对数对卫生支出效率具有统计学意义，且均存在空间异质性。该研究提出应重视老龄化和医保等对卫生支出效率的正向作用，并认为 GWR 模型对于从空间视角讨论地域卫生支出效率间差异是一种很好的政策工具。此外，时保国、孙玉凤（2020）从空间视角探讨了影响中国人均卫生费用的关键因素，利用探索性空间数据分析和 GWR 模型进行分析，寻求有效策略缓解中国卫生费用的空间差异。研究发现，2009 年以来，我国人均卫生费用的南北差异明显高于东西差异，空间正自相关始终存在，其中影响人均卫生费用的因素主要为财政卫生支出水平、医务人员数量和居民消费水平。

2.2.3　公平性

医疗服务公平性问题是世界医疗改革一直关注的热点，也是困扰我国医药卫生体制改革的难题之一。医疗卫生资源是衡量社会发展水平的重要指标之一，其公平分配涉及每个人的健康福利，是人的基本权利实现的基础。随着民众权利意识的觉醒，医疗服务公平问题已逐渐成为社会关注的焦点（王文娟，2016）。

Gu 等（2019）基于地理信息系统，利用 ArcGIS 网络分析扩展，确定最短路径洛伦茨曲线和基尼系数，研究广州市天河区医疗资源可及性与公平性，发现医疗资源的地理分布具有一定的空间集聚性，建议将 Web-GIS 方法应用于我国卫生服务的研究，为决策者制定卫生政策提供更准确的信息。Chavehpour 等（2017）以德黑兰大城市医院地理分布为研究对象，评估了“逆向护理定律”假说——研究期内医院是否倾向于建在相对富裕的地区，采用回归分析、估计相关性、基尼系数和集中度指数等方法评估了地区社会经济状况与医院床位可用性之间的相关性，并使用 GIS 模型绘制了医院分布随时间的分布图。研究结论认为，在 50 多年的时间里，城市相对富裕的地区建立了新的医院，地区的社会经济地位与总床位数、私人床位数和公共床位有直接的密切的关系，不平等问题可能会随着时间的推移而继续存在，并对政策倡议和重大政治变革产生抵制作用。张录法、李林清（2019）运用泰尔指数法和综合评价法，分析了新医改以来上海市不同层级医疗资源空间配置的均衡性及变化状况，发现上海医疗资源的配置总体上依然呈现“中心城区强、郊区弱”的不均衡状况，其中社区层面医疗资源配置的均衡性要高于医院层面。研究认为，若想提高上海市不同层级医疗资源的配置均衡性，就要适度地对医院有所规束，加大向基层的倾斜力度，加快推进医疗资源在层级分布的均衡性。梁博毅等（2017）利用地理统计方法研究了我国各省级单位医疗条件空间分配的合理性，发现我国目前的医疗条件分布存在不均衡现象，医疗设施和资源分配主要以人口和经济发展为导向，集中分布在北京及上海等东部沿海省份，而对于西部部分欠发达地区，目前的医疗条件尚不能满足其需求。

Delamater（2013）为了验证 2001—2007 年巴西巴伊亚州萨尔瓦多因呼吸道疾病住院的社会不平等，以信息区为分析单元进行了一项生态研究。根据生活条件对信息区进行分层，采用泊松回归分析。呼吸系统疾病住院率的空间分布范围为 3. 3/10000~80. 5/10000。哮喘、肺炎和慢性阻塞性肺疾病（COPD）表现出异质性的空间格局，其中生活条件较差的阶层住院率较高。与富裕地区相比，条件较差地区的呼吸道疾病住院率高出 2. 4 倍。肺炎住院人数的不平等有所减少，哮喘和慢性阻塞性肺病住院人数有所增加。急剧的社会梯度支持这样的假设，即社会经济因素是呼吸道疾病住院的决定性因素。

Cuartas 等（2011）对 2004—2008 年哥伦比亚卡利市某三级医院出生缺陷的时空分布进行了分析研究。采用探索性空间数据分析方法，重点描述了主要出生缺陷的时空分布，并在空间、时间和空间—时间层次上进行聚类分析。研究发现，Cali 东部社区病例密度与患病率均较高。21 个城市中有 3 个区出现重大出生缺陷的可能性更大（50%~100%）。在空间、时间和空间—时间分析中均有显著性聚类（$p<0.05$）。在该研究中，出生缺陷被证实集中在城市最贫困地区的几个社区，这种缺陷的发生和社会环境的不平等部分有关。Roussot 等（2016）使用国家行政数据描述 2008—2011 年法国脑卒中后住院死亡率的空间分布。在法国实施国家脑卒中计划的背景下，采用空间分析方法来衡量这种疾病中的不平等。其研究使用的 PMSI-MCO 数据库是人口健康状况数据的主要来源。它可以用于观察各个地区某些医疗指标的表现，如住院死亡率，或跟踪国家脑卒中计划的实施。利用国家 PMSI-MCO 数据库，作者分析了脑卒中住院患病率，并根据该国的社会人口结构建立了住院死亡率地图。根据 ICD-10 脑卒中相关编码对脑卒中患者的主要特征进行了研究，建立了 PMSI 地理编码水平标准化死亡率地图。还对法国国家统计及经济研究局（INSEE）的社会经济数据和死亡率进行了探索性分析（主成分分析，然后逐级分类），以确定不同的地区概况。研究发现，2008—2011 年，脑卒中患者增加了 3.85%，其中36~55 岁缺血性脑卒中患者增加较多（占男性的 60%）。在同一期间，住院死亡率下降，标准化率图显示了从该国东北部到西南部的高死亡率对角线。受影响最严重的地区也是社会专业指标最差的地区。该研究显示了社会和人口因素与脑卒中相关的住院死亡率之间的相互作用，揭示了偏远地区和人口下降地区获得神经血管护理的问题、远程医疗似乎是决策者青睐的解决方案、治疗脑卒中的人口老龄化绝不能掩盖年轻人发病率的增长、典型危险因素（吸烟、高血压）或新危险因素（药物滥用）变化等问题。

2.2.4 医院选址及评估

由于人口增长和人口持续从农村迁移到城市地区，需要确定医院等各种公共设施的合理位置。Abdullahi 等（2014）基于地理信息系统对伊朗 Qazvin 市医院选址适宜性评估进行空间建模。该项研究使用空间分析及多种分析工具，如高空间分辨率遥感数据、地理信息系统、多准则分析（MCA）和层次分析法（AHP），在某些情况下，还包括细胞自动机（CA）或人工神经网络（ANN）等预测技术。该研究将 AHP 的结果与基于各种准则的普通最小二乘法（OLS）的结果进行了比较，以选择适合伊朗 Qazvin 市新医院的选址。根据研究结果，靠近人口密集区（0.3）和距离空气污染区（0.23~0.26）是权重值最高的两个重要指标。结果表明，这两种方法在空间分布上具有相似性。根据这两种技术的计算，1%~2%、25%、40%~43%、16%~20%和 14%的研究区域分别被划分为“不适合”“不太适合”“中等适合”“适合”“最适合”新建医院的区域。结果表明，两种方法在 Qazvin 市的适宜性分类分布上有 75%的相似性。19%的研究区域被这两种方法划分为“合适”和“最合适”，因此这些区域可以被认为是临床目的的安全区域。此外，几乎所有（99.8%）适宜的区域都位于 3 区，因为该地区人口较多，现有医院数量较少，且有大量可使用的不毛之地。

Eldemir 等（2016）选择土耳其伊斯坦布尔的安纳托利亚地区作为研究区域，将地理信息系统与多准则决策集成方法用于医院选址，在测试过程中，得出 AHP-GIS 方法适用性较强、效果较好，为医院选择决策提供了一种新的方法。Kim 等（2016）开发了一个基于证据的决策支持系统，并配合使用地理信息系统等方法确定老年人医院的选址问题，通过对得克萨斯州达拉斯市医院选址的回顾性案例研究，论证了研究框架的可行性，证明了该框架在为老龄化背景下的医疗资源合理配置提供了基础性的价值参考。

Ulak 等（2017）使用了 2004—2013 年葡萄牙大陆公立医院出院的国

家数据集，研究了10年间葡萄牙医院药物不良事件（ADE）的时空聚类和时空变化趋势，确定了葡萄牙各城市药物不良事件，包括药物不良反应（ADR）和药物意外中毒（AP）的分布情况，并按城市/年份的ADE率聚类。研究发现，2004—2013年，各集群均呈现出增长趋势，然而2004—2008年，有两个集群呈下降趋势。因此得出，ADE的影响在国家内部和时间上存在很大的差异，意味着挑战越来越大，迫切需要对个人和环境危险因素进行研究，了解这种时空变化，以便有针对性地促进地方更新预防行动。

Song等（2018）基于福利最大化原则以南京市为例探讨了城市大型公立综合医院空间均衡配置问题，重点分析了空间公平效率、服务效用公平、利用效率。该项研究认为：①新布局可以直接实现目标，并在30分钟内获得高质量的医疗服务。此外，新布局对应着更好的人口分布和交通网络布局。②与医院可及性的几个典型特征（包括梯度变化剧烈、五个高价值中心、当前布局的效率取向）进行比较，新的可及性表现出明显特征：可及性变化相对温和，较高价值的区域分散在城市的不同区域；郊区交通更方便；更好地平衡居住在不同地区居民的公平诉求。③新布局能在更高层次上实现空间均衡，其中空间公平、空间效率、机会公平、利用效率等代表性指标分别提高54%、13%、63%、14%。研究表明：①新的模型在多目标、更复杂环境下，对于求解时间复杂度高的设施选址和规模配置问题具有有效性和实用性。②通过设置相关参数或在不同场景下对模型进行一些小的调整，该模型可应用于不同类型开发区的公共基础设施规划决策。该研究可为大都市高等级设施的选址配置问题提供一定的参考，为城市基础设施规划提供决策依据。

2.3　小结

目前，我国正在进行大规模、深层次的医疗改革。医疗服务的提供通常受地理因素的制约，因而医疗资源配置的空间性问题非常突出。从地理的角度运用空间分析方法对医疗资源配置展开分析研究并为决策提供支持，将是下一阶段我国卫生政策研究的重要方向。通过上述分析可以发现，采用空间分析方法研究医疗资源空间配置问题已取得一系列研究成果，但对优质医疗资源尤其是精英医院空间配置问题的研究尚有不足，主要体现在两个方面：第一个方面，鲜有采用空间分析方法专门研究医院的文献，包括专门刻画医院空间格局的文献，即使有文献涉及医院，也多是和其他医疗机构一起分析。由此引出第二个方面，即缺乏对医院空间格局影响因素的分析。针对以上两点不足，本研究以我国医院为研究对象，借助 ArcGIS 等手段刻画当前我国医院的空间格局，然后采用空间误差（Anselin，1998，2002；Chi and Zhu，2008）、空间滞后（LeSage and Pace，2009）、GWR 系列模型等空间回归方法探讨影响我国不同等级医院，尤其是精英医院空间格局的因素。以上空间回归分析方法试图超越传统的 OLS 方法，以各种方式考虑邻近地区对给定地区医院布局的贡献，比传统 OLS 方法的适用性更强。本研究以期通过刻画我国医院在不同尺度上的空间格局并探讨其影响因素，为我国医疗资源的空间配置提供科学参考。

第3章　不同尺度下的中国医院分布

根据《中国卫生健康统计年鉴》的定义，医疗卫生机构是指从卫生健康行政部门取得《医疗机构执业许可证》，或从民政、工商行政、机构编制管理部门取得法人单位登记证书，为社会提供医疗保健、疾病控制、卫生监督服务或从事医学科研和医学在职培训等工作的单位。医疗卫生机构包括医院、基层医疗卫生机构、专业公共卫生机构以及其他医疗卫生机构。其中，基层医疗卫生机构包括社区卫生服务中心（站）、街道卫生院、乡镇卫生院、村卫生室、门诊部、诊所（医务室）；专业公共卫生机构包括疾病预防控制中心、专科疾病防治机构、妇幼保健机构、健康教育机构、急救中心（站）、采供血机构、卫生监督机构、卫生健康部门主管的计划生育技术服务机构，不包括传染病医院、结核病医院、血防医院、精神病医院、卫生监督（监测、检测）机构；其他医疗卫生机构包括疗养院、临床检验中心、医学科研机构、医疗在职教育机构、医学考试中心、人才交流中心、统计信息中心等卫生事业单位。本书重点探讨中国医院的空间分布格局和影响因素，暂不讨论非医院类医疗卫生机构。

3.1　空间尺度效应

现代社会科学研究中，研究者不可回避以下两个问题：一是项目研究在多大空间范围或多大分辨率空间尺度上进行？二是在某一空间分辨率空间尺度上的研究成果是否能推广到其他空间尺度上？这两个问题的核心概念便是尺度问题，涉及尺度概念、尺度分析和尺度推绎（Cao and Lam，1997；覃文忠等，2007）。“在地理研究中，不能期望在某一尺度上的研究得出的结论能适用于其他尺度上，尺度的每一个变化都会引出新的问题，没有理由假设在某一尺度上的关联在其他尺度上仍然存在。”（McCarthy，Hook and Knos，1982）“空间尺度”是空间综合人文学与社会科学研究的基本范畴，“尺度”作为一个基本的地理概念（Fotheringham，2017），成为大量文献讨论的焦点，这些文献讨论了不同地理背景下由尺度产生的不同作用（Harvey，1968；Moellering and Tobler，1972；Brenner，2001；Tate and Atkinson，2001；Liverman，2004；Paasi，2004；Sheppard and McMaster，2004）。Goodchild（2004）表示，“尺度可能是地理信息系统领域最重要的话题”，McMaster 等（2008）认为，“尺度是所有地理检索的本质”。在日益全球化的世界体系中，当我们试图去解释某种人文经济社会现象时通常离不开空间，所以“空间尺度”成了众多研究学科的重要话题（沈体雁、于瀚辰，2019）。通常认为，不同进程在不同空间尺度上运行，常常分为微观进程和宏观进程以及局部进程与全局进程。

3.1.1 尺度的概念

“尺度”是一个广阔而深邃的概念，其最基本的含义是“用以对事物属性进行衡量、对比和判断的规范和标准”。不同的学科和领域根据其不同的研究重点和角度，提出了诸多对尺度的理解（Cao and Lam，1997；覃文忠等，2007）。我国著名地理学家、中国科学院院士刘昌明提出：“研究尺度不一样，分析结果就不一样。地理现象在一定比例尺上表现的信息量是不一样的。”

从地理学的角度讲，可将尺度分为以下三类：空间尺度、时间尺度与时空尺度（Lam and Quattrochi，1992）。有学者在时空尺度的基础上将尺度进行了拓展分类，即地图比例尺、地理尺度（观测尺度）、运行尺度和测量尺度（空间分辨率）（Cao and Lam，1997）。其中，①地图比例尺是制图学中最基本的概念，指地图上的距离与实地相应距离的比值，是地图上的线段长度与实地相应线段经水平投影的长度之比。它表示地图图形的缩小程度，又称缩尺。②地理尺度（观测尺度）是指研究的区域大小或空间范围，根据研究对象的不同，可分为大尺度地理研究和小尺度地理研究。例如，分析国家范围内城市分布格局与变化可视为大尺度研究，而监测城市内土地利用变化趋势则为相对小尺度研究。③运行尺度（操作尺度），指的是地学现象发生的空间环境以及范围，通常作为观测现象的最佳尺度。例如，滑坡只有在特定范围内才会发生。再如，研究患者跨城市就医的模式，应在城市层面观察患者流动轨迹，这时城市为运行尺度；研究患者跨国就医的模式，此时国家为运行尺度。④测量尺度（空间分辨率），指遥感图像上能够详细区分的最小单元的尺寸或大小，是用来表征影像分辨地面目标细节的指标，通常用像元大小、像解率或视场角来表示。空间分辨率是评价传感器性能和遥感信息的重要指标之一，也是识别地物形状大小的重要依据。

3.1.2　尺度效应

当观测、试验、分析或模拟的时空尺度发生变化时，系统特征也随之发生变化，这种尺度效应在自然和社会系统中普遍存在。可变面元理论是地理学中空间尺度效应分析的经典理论（Openshaw，1984）。不同的所选面积单元对分区结果的影响被称为可变面元问题。可变面元问题基于如下事实：存在许多不同的方式，将地理研究区域划分为互不重叠的面元，从而进行空间分析。

从数据的角度来看，尺度表达的是一种度量，描述了数据的不确定性。例如，比例尺就代表了一种空间尺度。比例尺通常指的是地球表面在一张纸上的比例，表达了地图上的距离与地面上相应距离之间的给定比例，并且该比例传统上用于定义地图的详细程度、内容及其位置精度。如果要对地球表面的现象进行分析和可视化，一般选择数据的尺度，包括个体尺度、城市尺度、区域尺度、国家尺度、全球尺度等。我们所关心的现象会随着尺度的变化而变化。然而地球表面是无限复杂的，尺度可以从原子到毫米，甚至到百万千米水平。一旦选择错误的空间尺度，就会导致复杂的分析过程和错误的研究结论。因此需要强烈关注“空间尺度效应”，选择一个恰当的尺度反映我们所关心的现象。

空间尺度效应可以分为两个方面。一方面是现象本身的尺度效应。不同类型的人文经济社会过程往往对应不同的空间尺度，例如，国家宏观经济政策的实施对应于全国尺度，而各地的招商引资政策的实施对应于本地尺度。另一方面是现象之间关系的尺度效应。某种人文经济社会现象往往可能是由多个不同尺度的空间过程共同决定的。例如，天气和潮汐就是由大量不同空间尺度的过程决定的；一国的工资水平以及商品和服务的价格往往受国际的、本国的和地方的各种经济社会因素的影响；海洋鱼类密度的下降可能是全球气候变化和当地过度捕捞的函数；传染病对社会的影响不仅取决于传染病扩散模式，还在很大程度上取决于当地的药物供应情况（Fotheringham，2017）。可见，“尺度”不仅是描述和检索人文经济社会现象的重要参考，也是解释人文经济社会发展规律和打开社会复杂性黑箱的一把“钥匙”。生态学、地理学、经济学、景观学等一系列人文社会科学都在尝试对同一现象的不同空间尺度进行探讨和描述。过小的尺度会导致干扰过多无法发现规律，而过大的尺度则会导致空间的平均化掩盖了规律，只有恰当的尺度才能够发现规律（沈体雁、于瀚辰，2019）。

3.2 中国医院的空间分布

1950—2019 年，我国各类卫生医疗机构数量大致都呈现增长的趋势。其中，中医医院和专科医院在 1950 年数量基数较小，不足 100 家，到 2019 年已增至数万家；综合医院数量平稳增长，2019 年的数量达到 1950 年的 10 倍左右。从基层医疗卫生机构来看，门诊部（所）数量的增长幅度最大，从 1950 年的 3356 家增至 2019 年的 26659 家；乡镇卫生院的数量在 2 万~5 万家浮动；村卫生室的数量在 60 万~80 万家浮动；随着医疗基础设施的完善和发展，近年来，社区卫生服务中心（站）数量维持在 3 万家左右（见图 3-1）。

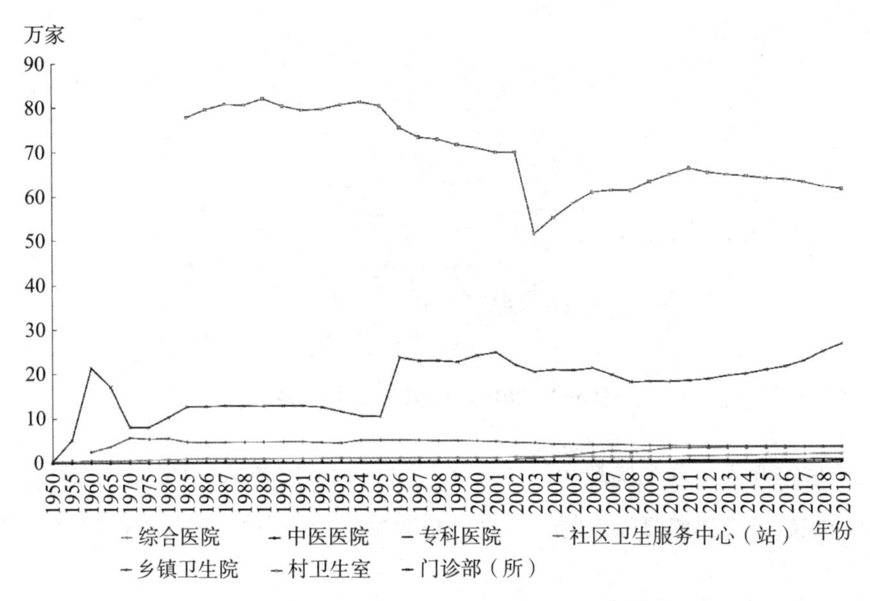

图 3-1　1950—2019 年中国医疗卫生机构数量

3.2.1　全国层面

3.2.1.1　按性质和城乡分类的中国医院

我国医院包括综合医院、中医医院、中西医结合医院、民族医院、专科医院五种，其中综合医院数量最多，2019 年占比高达 59%，其次是专科医院和中医医院，占比分别为 25%和 13%，中西医结合医院和民族医院数量较少，分别占比 2%和 1%（见图 3-2）。

各类医疗卫生机构按等级注册类型分类，公立医院占比较非公立医院相对多一点。数据表明，公立医院和非公立医院的各类医疗机构数量占比情况趋于一致，其中基层医疗机构占据绝大多数，在公立医院和非公立医院中的占比分别达到 94. 5%和 95%，数量超过 44 万家。对公立医院作进一步分析，结果表明，在国有公立医院中，综合医院最多，中西医结合医院最少。

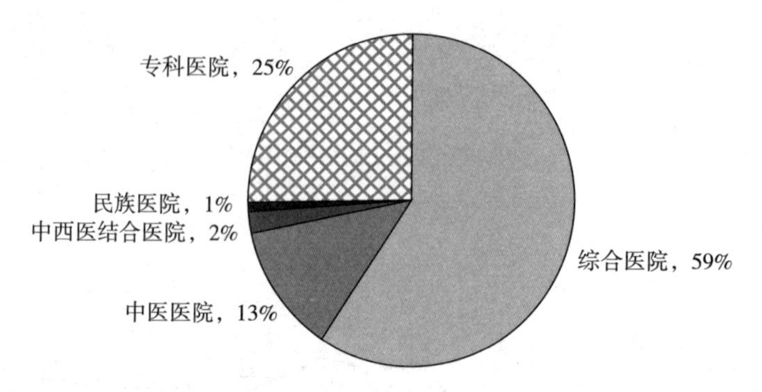

图 3-2　2019 年中国医院数量分布

城市和农村各类医院的占比大致相同，与全国整体比例一致。城市专科医院数量占比略高于农村，综合医院数量略少于农村（见图 3-3）。

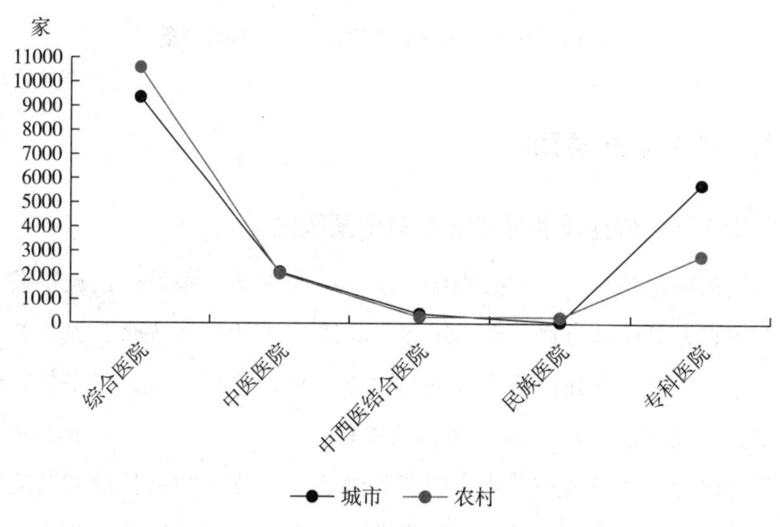

图 3-3　2019 年中国城市与农村医院分布

3.2.1.2　按床位数分组的中国医院

从医院整体床位数量上看，0~49 张床位的医院数量最多，有 12360 所，并且在 0~499 张床位的区间范围内，医院数量呈现递减趋势，400~499 张床位的医院数量最少，仅 1001 所，而 500 张及以上床位的医院数量有所上升。该数据反映出我国床位数量较少的小规模医院居多，床位较多、规模较大的医院在数量上要多于中等规模医院。公立医院的床位数量分布相对较为均衡，大体上呈现出两端高、中间低的特点，以 0~49 张床位的医院与床位数在 800 张及以上的医院数量较多，400~499 张床位的医院数量最少。民营医院在床位数量上则呈现显著的负相关关系，床位越多的医院数量越少（见图 3-4）。

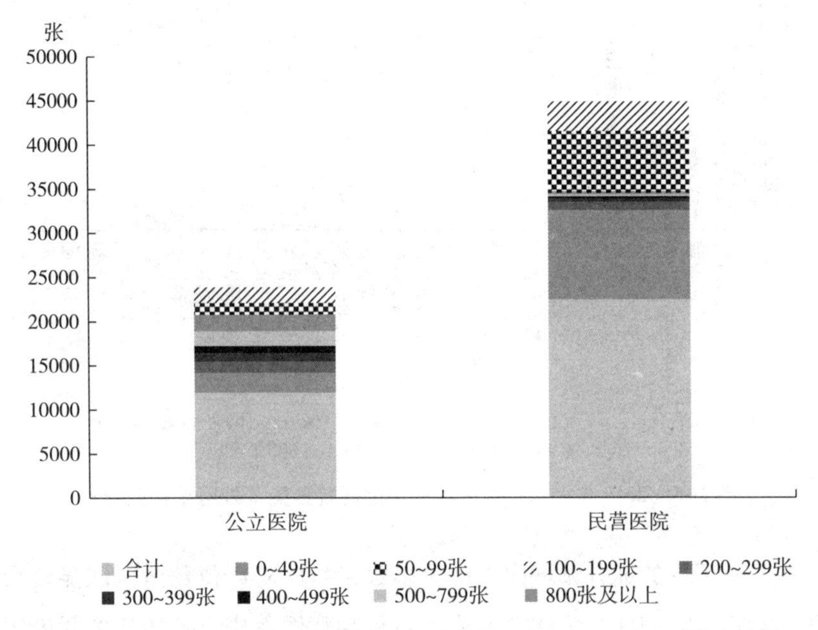

图 3-4　2019 年按床位数分组的中国医院数量（按公立医院和民营医院分）

按照医院类别，综合医院、专科医院、中医医院、中西医结合医院与民族医院的床位数量分布具有一定协同性，随床位数量的上升整体呈现出先大幅度递减，后小幅度递增的趋势，并且这种趋势在总数较多的综合医院与专科医院中表现得更加明显。护理院并未展示出这一特征，其数量在 50~99 张区间内达到峰值，随床位数量增加先递增后递减，表明护理院建设以中小规模为主（见图 3-5）。

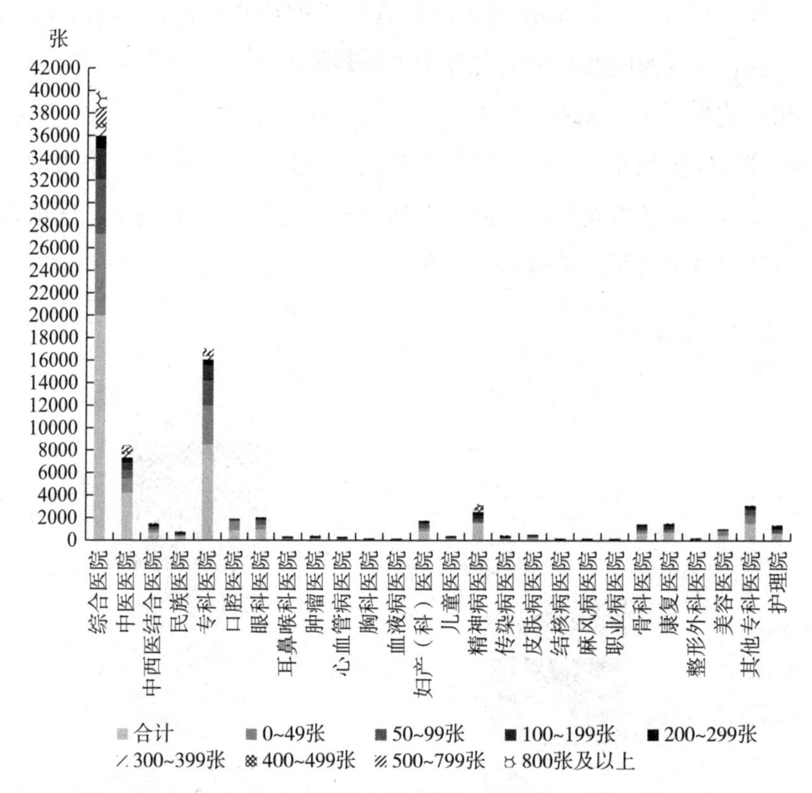

图 3-5　2019 年按床位数分组的中国医院数量（按医院类型分）

在专科医院的细分领域内，绝大多数专科医院床位数量区间显著聚集在 0~49 张与 50~99 张区间范围内。在精神病医院中，各床位区间内医院数量分布较为均匀。在肿瘤医院中，床位数量在 800 张及以上的医院数量最多。

3.2.1.3　按照医院等级分类的中国医院

根据不同的任务和功能以及不同的技术质量水平和管理水平、设施条件，将医院划分为三级。在对医院按照等级标准分类中，一级医院占比最大，超过 30%，一级医院、二级医院总计超过 60%，三级医院仅占 8%，说明我国的医疗水平在设备条件、人员结构、科研水平能力等方面还需要进一步提高（见图 3-6）。对医院根据功能性分析发现，综合性医院占比高达59%，其次是专科医院、中医医院。民族医院仅占1%。综合医院是以人为中心横向发展的综合性临床医学学科，它更关注的是患病的“人”。

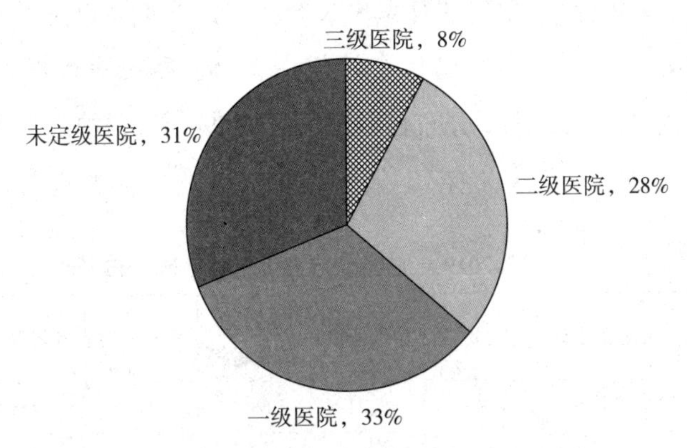

图3-6　2019年中国医院数量分布（按医院等级划分）

3.2.2　区域尺度

学界一般将我国大陆划分为三大经济地带，即东部地区、中部地区和西部地区。关于我国东部、中部、西部的划分，传统的划分与目前正在进行的西部大开发中的西部地区的概念不尽相同，此处借用统计上的划分标准（时保国，2012）。统计上对东部、中部、西部的划分是：东部地区包括北京、天津、河北、辽宁、上海、江苏、浙江、福建、山东、广东、海南11个省（市）；中部地区包括山西、吉林、黑龙江、安徽、江西、河南、湖北、湖南8个省；西部地区包括重庆、四川、贵州、云南、西藏、陕西、甘肃、青海、宁夏、新疆、内蒙古、广西12个省（区、市）。

2019年，全国共有1007579家医疗卫生机构，其中东部、中部、西部分别为380420家、311678家和315481家。在34354家医院中，东部地区数量最多，达到13445家；中部地区和西部地区分别为10019家和10890家。仅从数量上说，东部地区的医院数远高于中西部地区，而中西部地区的医院数量旗鼓相当。在全国3万多家医院中，综合医院的数量最多，约占医院总数的60%。综合医院这种趋势仍然体现在区域分布中，东部、中部、西部的综合医院数占区域医院总数的50%以上。其次是专科医院和中医医院，二者的数量分别超过区域医院总数的20%和10%。

东部、中部、西部医院分布差异较大之处在于所拥有的护理院和民族医院的数量。2019年，全国共有628家护理院，主要集中在东部地区，占比高达80%以上，而中西部地区合计仅占20%。我国民族医院的数量较少，全国仅有312家，主要分布在西部地区（296家），中部地区和东部地区民族医院的数量加起来共有16家（见表3-1）。

表3-1 2019年全国医疗卫生机构区域分布 （单位：家）

地区	医疗卫生机构合计	医院合计	综合医院	中医医院	中西医结合医院	民族医院	专科医院	护理院
总计	1007579	34354	19963	4221	699	312	8531	628
东部	380420	13445	7420	1604	260	5	3652	504
中部	311678	10019	5764	1366	203	11	2601	74
西部	315481	10890	6779	1251	236	296	2278	50

3.2.3 省级尺度

3.2.3.1 省级层面医院的空间分布

就医院的整体数量而言，省级层面差异较大。其中，医院数量最多的省份是山东，共计2615家。此外，四川省和河北省医院的数量也超过了2000家，河南、江苏、浙江、广东、湖南等省份的医院数量也较多。数量最少的省份是西藏，仅156家，另外，宁夏、青海和海南医院的数量均未超过300家。

各省份综合医院的数量与人口以及经济等因素相关，其中山东、四川、河北、河南位于第一梯队，其综合医院数量相对较多，分别占比7.5%、7.5%、7.3%、6%，第二梯队包括云贵、湖广等地区。中医医院方面，山东和河南的中医医院数量最多，分别达到了320家和317家，占比分别为7.58%和7.51%。其次是河北和四川，分别为249家和247家，分别占比5.9%和5.85%。

在中西医结合医院数量方面，重庆最多，有59家，其次则主要分布在河南及北京，分别为46家、42家，这3个省（市）中西医结合医院的数量占全国的21%。

在民族医院方面，2019年我国民族医院共有312家，内蒙古数量最多，有94家，其他主要分布在新疆、青海、四川等西部地区。排名前十的地区民族医院数量占全国的95%以上。

在专科医院方面，山东专科医院总数达到679家，专科医院数量居全国之首，占比8%，四川专科医院总数为582家，居第二位，此外江苏、浙江、湖南、广东等地区专科医院数均超过500家。

护理院主要分布在华东沿海地区，其中江苏护理院的数量遥遥领先，为246家，占比39%，其次为山东和浙江，分别占比11.5%和11%（见表3-2）。

表3-2　2019年不同类型医院在省级尺度上的分布　（单位：家）

省份	医院合计	综合医院	中医医院	中西医结合医院	民族医院	专科医院	护理院
北京市	664	240	162	42	2	211	7
天津市	441	284	55	3	—	98	1
河北省	2120	1456	249	41	—	372	2
山西省	1405	665	218	35	—	482	5
内蒙古自治区	794	397	122	14	94	161	6
辽宁省	1364	740	193	16	2	401	12
吉林省	797	422	114	10	3	240	8
黑龙江省	1144	755	169	11	5	201	3
上海市	374	169	21	10	—	122	52
江苏省	1941	995	151	40	—	509	246
浙江省	1372	577	179	38	—	509	69
安徽省	1241	770	125	28	—	298	20
福建省	677	376	82	11	1	199	8

续表

省份	医院合计	综合医院	中医医院	中西医结合医院	民族医院	专科医院	护理院
江西省	807	506	110	11	—	176	4
山东省	2615	1507	320	37	—	679	72
河南省	1974	1209	317	46	—	388	14
湖北省	1035	562	126	24	2	310	11
湖南省	1616	875	187	38	1	506	9
广东省	1631	911	170	14	—	501	35
广西壮族自治区	678	385	102	21	5	159	6
海南省	246	165	22	8	—	51	—
重庆市	846	453	128	59	—	196	10
四川省	2417	1507	247	35	35	582	11
贵州省	1340	954	98	22	8	254	4
云南省	1376	893	158	22	5	295	3
西藏自治区	156	108		1	39	8	—
陕西省	1208	756	168	16	—	262	6
甘肃省	719	381	124	31	17	163	3
青海省	220	124	14	7	37	37	1
宁夏回族自治区	219	143	29	2	2	43	—
新疆维吾尔自治区	917	678	61	6	54	118	—

3.2.3.2 按床位分组的省级层面医院空间分布

2019年，我国医院床位数东部地区较多，中西部地区数量相当，为1万~1.5万张。其中，山东、河北、四川、河南和江苏床位数较多，为1631张。

床位数在0~49张的医院东部地区较多，集中在环渤海湾城市，其他地区分布较为均匀；床位数在50~99张的医院，四川数量最多，经济发展水平较低的西北地区数量较少；床位数在100~199张的医院中，沿长江流域城市四川、山东、浙江和江苏数量较多；床位数在200~299张的医院中，四川和广东的数量领先，天津、海南、西藏、青海和宁夏数量较少，不足 22 张；床位数在 300~399 张的医院中，东部地区医院数量较多，中部地区医院数量较少，主要集中在华东和华南地区；床位数在 400~499 张的医院整体数量较少，集中在河北和四川；床位数在 500~799 张的医院主要集中在华东及华北地区，西北地区数量较少；床位数在 800 张及以上的医院主要在东部地区，山东、河南和广东数量较多（见表 3-3）。

表 3-3　2019 年按床位数分组的医院在省级尺度上的分布　（单位：家）

省份	医院合计	0~49张	50~99张	100~199张	200~299张	300~399张	400~499张	500~799张	800张及以上
北京市	664	340	107	80	22	20	20	31	44
天津市	441	257	79	41	8	11	6	20	19
河北省	2120	1046	425	217	109	65	69	125	64
山西省	1405	644	339	213	68	40	32	35	34
内蒙古自治区	794	340	138	140	60	30	21	35	30
辽宁省	1364	529	295	218	76	44	38	84	80
吉林省	797	276	158	179	65	29	18	37	35
黑龙江省	1144	408	248	226	83	46	26	57	50
上海市	374	89	49	51	44	33	18	45	45
江苏省	1941	652	498	323	124	69	51	98	126
浙江省	1372	458	267	236	116	78	49	72	96
安徽省	1241	436	270	219	80	45	26	73	92
福建省	677	202	145	110	61	35	26	62	36
江西省	807	202	204	135	60	39	48	73	46
山东省	2615	1224	559	313	115	67	46	126	165
河南省	1974	665	533	231	121	84	46	113	181
湖北省	1035	291	264	144	80	42	32	72	110
湖南省	1616	452	471	256	113	64	45	99	116
广东省	1631	414	399	249	161	80	56	116	156
广西壮族自治区	678	145	150	117	65	47	43	53	58

续表

省份	医院合计	0~49张	50~99张	100~199张	200~299张	300~399张	400~499张	500~799张	800张及以上
海南省	246	102	65	33	9	10	3	14	10
重庆市	846	169	336	133	60	25	26	49	48
四川省	2417	658	772	406	154	104	75	128	120
贵州省	1340	519	407	148	64	51	40	67	44
云南省	1376	453	378	234	83	68	37	60	63
西藏自治区	156	72	53	16	6	5	1	3	
陕西省	1208	410	325	184	89	38	37	70	55
甘肃省	719	248	180	95	49	32	31	52	32
青海省	220	75	59	45	12	9	4	7	9
宁夏回族自治区	219	83	60	27	17	10	7	9	6
新疆维吾尔自治区	917	501	140	80	49	34	24	52	37

3.2.3.3 省级层面公立医院的空间分布

公立医院主要分布在我国东部和中部地区，其中河北、河南、山东、广东医院总数较多，天津和海南医院总数较少，西部地区中新疆、四川、云南医院总数比较多，西藏等地医院数量较少。从表3-4中可以看出，我国东部和中部地区的公立医院总数明显多于西部地区。

我国一级医院主要集中在河北、河南、山东、广东、黑龙江和新疆等地，其他地区分布较少；二级医院主要集中在河北、河南、山东、广东和四川等地，西藏分布较少；三级医院主要集中在中部和东部地区，其中辽宁、山东、江苏、浙江和广东居多，西部地区中四川最多；未定级医院主要集中在山东、浙江、广东、四川等地。综上所述，我国一、二、三级医院均分布在中部和东部发展较好的地区，西部地区的医院数量相对偏少。值得关注的是四川，四川的一级医院数量较少，但二级医院、三级医院和未定级医院在全国来说都数量较多（见表3-4）。

表 3-4　2019 年按医院级别划分的公立医院在省级尺度上的分布

（单位：家）

省份	公立医院合计	一级医院	二级医院	三级医院	未定级医院
北京市	217	65	65	85	2
天津市	141	50	48	43	—
河北省	699	192	390	65	52
山西省	470	72	268	56	74
内蒙古自治区	339	45	195	78	21
辽宁省	443	102	182	128	31
吉林省	268	30	164	47	27
黑龙江省	584	162	280	90	52
上海市	168	9	103	47	9
江苏省	458	99	149	157	53
浙江省	447	14	179	130	124
安徽省	359	71	196	67	25
福建省	274	59	145	67	3
江西省	338	41	177	71	49
山东省	802	212	320	165	105
河南省	691	231	367	84	9
湖北省	393	58	204	102	29
湖南省	485	80	274	85	46
广东省	735	133	318	192	92
广西壮族自治区	337	32	204	74	27
海南省	136	51	34	18	33
重庆市	229	50	111	39	29
四川省	699	20	337	200	142
贵州省	283	49	163	51	20
云南省	421	49	239	64	69
西藏自治区	117	53	36	13	15
陕西省	450	82	274	61	33

续表

省份	公立医院合计	一级医院	二级医院	三级医院	未定级医院
甘肃省	295	16	177	39	63
青海省	111	—	74	20	17
宁夏回族自治区	66	4	46	15	1
新疆维吾尔自治区	475	207	193	51	24

3.2.3.4 省级层面民营医院的空间分布

民营医院主要分布在我国东部和中部地区，其中河北、河南、山东、江苏总数较多，海南总数较少，西部地区中四川、云南总数比较多，西藏数量较少。从表3-5中可以看出，我国东部和中部地区的民营医院总数明显多于西部地区。

民营医院中，一级医院主要集中在河北、河南、山东、江苏和贵州等地，浙江、宁夏、甘肃、青海和西藏地区分布较少；二级医院主要集中在山东、江苏和四川等地，江苏、宁夏、甘肃、新疆、西藏和青海分布较少；三级医院主要集中在中部和东部地区，其中山东和湖北居多，西部地区中四川、重庆和云南最多；未定级医院主要集中在浙江和四川等地。综上所述，我国一、二、三级医院分布在中部和东部发展较好的地区，西部地区的医院数量相对偏少，值得关注的是四川，四川的医院数量在西部地区属于较多的地区。

综合医院的分布情况和医院总体的分布情况基本类似。综合医院主要分布在我国东部和中部地区，其中河北、河南、山东、江苏总数较多，北京和海南较少，西部地区中四川和贵州总数较多，宁夏、西藏较少。从表3-5中可以看出，我国东部和中部地区的综合医院总数明显多于西部地区。

中医医院主要集中在我国的东北部，其中辽宁、北京、山东和河南居多。西部地区中，四川和重庆的中医医院最多。

中西医结合医院在全国的总体数量并不是很多，数量最多的地区为河南和重庆。

专科医院主要分布在我国中部和东部地区，其中山东、山西、江苏、浙江、湖南和广东最多，西部地区中，四川和云南较多（见表3-5）。

表3-5　2019年按医院级别和机构类别划分的民营医院在省级尺度上的分布

（单位：家）

省份	医院合计	按医院级别分				按机构类别分			
		一级医院	二级医院	三级医院	未定级医院	综合医院	中医医院	中西医结合医院	专科医院
北京市	447	296	98	20	33	120	128	26	167
天津市	300	144	27	—	129	205	35	2	57
河北省	1421	902	193	10	316	991	102	33	294
山西省	935	232	110	5	588	380	102	32	416
内蒙古自治区	455	237	118	10	90	216	81	13	119
辽宁省	921	363	141	23	394	474	126	10	298
吉林省	529	117	107	4	301	269	54	6	191
黑龙江省	560	155	86	14	305	339	79	7	129
上海市	206	1	—	—	205	84	6	1	71
江苏省	1483	618	283	19	563	757	78	30	386
浙江省	925	37	42	3	843	328	90	26	415
安徽省	882	414	220	15	233	549	45	25	244
福建省	403	229	82	17	75	224	16	7	148
江西省	469	154	61	14	240	302	22	5	136
山东省	1813	791	353	29	640	992	190	32	539
河南省	1283	792	179	11	301	756	170	41	302
湖北省	642	211	139	34	258	319	42	19	253
湖南省	1131	418	234	9	470	587	66	36	433
广东省	896	311	198	25	362	436	39	8	383
广西壮族自治区	341	180	88	5	68	201	16	9	110
海南省	110	29	17	6	58	57	6	6	41
重庆市	617	275	124	15	203	314	86	54	154
四川省	1718	420	300	17	981	1106	91	28	481
贵州省	1057	623	169	11	254	778	35	17	216
云南省	955	295	166	15	479	625	49	21	256
西藏自治区	39	8	—	—	31	25	—	1	7

续表

省份	医院合计	按医院级别分				按机构类别分			
		一级医院	二级医院	三级医院	未定级医院	综合医院	中医医院	中西医结合医院	专科医院
陕西省	758	245	105	10	398	456	62	12	222
甘肃省	424	59	39	2	324	208	46	26	138
青海省	109	12	22	—	75	61	1	7	30
宁夏回族自治区	153	80	35	—	38	102	11	2	37
新疆维吾尔自治区	442	278	39	2	123	311	36	5	83

第 4 章　空间邻近性与空间异质性

本章介绍空间数据的基本特征和空间分析的基本知识。主要包括四部分：第一部分是何为空间数据、空间数据的特征以及如何表征空间数据。第二部分介绍空间关系概念化和空间权重矩阵，前者的着重点在于从逻辑层面刻画空间关系，后者侧重如何刻画上述空间关系。空间权重矩阵是空间分析的基础和核心，如何选择更为科学合理的空间权重矩阵，以更切实际地表达空间是众多空间分析学者探求的目标，代表着空间分析的前沿和趋势。第三和第四部分重点分析了空间数据的两大特征，即空间邻近性和空间异质性。

4.1　空间数据

从空间的角度可将数据分为非空间数据和空间数据（spatial data）两种。前者指的是不包含空间信息的数据，空间信息既可以通过坐标表示，也可以用其他方式表示，如邻近关系、拓扑关系等；而后者又称空间参照数据（spatial referenced data）、地理参照数据（georeferenced data），是包含了空间对象或特征的点、线或区域的数据，如 O-D 流数据、空间跟踪数据、空间属性数据等（沈体雁、于瀚辰，2019）。其中，最常见的就是空间属性数据。空间属性数据可以表示成如下形式：

$$\{z_j(s_i,\ t): j=1,\ \cdots,\ k;\ i=1,\ \cdots,\ n;\ t=1,\ \cdots,\ T\} \equiv \{z_j(s_i,\ t)\}_{j,i,t} \tag{4-1}$$

式中，z_j 表示第 j 个属性信息；s_i 表示第 i 个空间单元（点、线或区域)；t 表示时间。该形式被称为时空数据立方（space-time data cube）。

空间数据与一般的数据最主要的不同在于 s_i 存储了空间信息，而空间信息也有很多种，如地理位置、相邻关系等。

对于任意一个 i，可以用 $N(i)$ 代表第 i 个空间单元 s_i 有哪些临近的空间单元，一般来说，空间相邻关系与空间属性和时间无关，这样便得到了表示空间单元之间相邻关系的集合 $\{N(i)\}$。结合空间属性数据集合，空间属性数据及其相邻关系可以表示为 $\{z_j(s_i, t), N(i)\}_{j,i,t}$。

中国 31 个省级单元卫生支出效率与城基保比例见表 4-1。如果把该数据当作普通的数据，则可以将 31 个省级单元的两个变量数据转化成两个变量的分布图，从而得到以上数据的最大值、最小值、均值、标准差等统计信息。如果将该数据视作空间数据，则可以将其以地图形式展示并从中观察以上数据的空间形态，如是否存在空间自相关等，从而判定数据的集聚或分散程度。

表 4-1　中国 31 个省级单元卫生支出效率与城基保比例

省份	支出效率	城基保比例/%	省份	支出效率	城基保比例/%
西藏自治区	0.8710	20.7000	吉林省	0.7950	67.6000
新疆维吾尔自治区	1.0000	80.3000	宁夏回族自治区	0.7910	91.0000
青海省	0.7190	92.1000	上海市	0.6800	68.7000
海南省	0.4970	45.3000	湖北省	0.7370	94.4000
云南省	0.9190	93.6000	辽宁省	0.9770	69.6000
甘肃省	1.0000	95.7000	安徽省	0.9510	92.8000
广西壮族自治区	0.5470	90.7000	江苏省	0.7850	95.9000
广东省	0.6400	93.6000	内蒙古自治区	0.7880	85.4000
四川省	1.0000	100.0000	陕西省	0.7400	52.6900
贵州省	0.9700	67.8000	河南省	1.0000	86.2000
福建省	0.7640	96.5000	山东省	0.9300	94.0000
黑龙江省	1.0000	77.1000	天津市	0.6040	71.6000
湖南省	1.0000	99.0000	北京市	0.4060	93.7000
江西省	0.9270	100.0000	河北省	1.0000	91.5000

续表

省份	支出效率	城基保比例/%	省份	支出效率	城基保比例/%
重庆市	0.9900	100.0000	山西省	0.8130	87.7000
浙江省	0.6470	93.6000			

资料来源：时保国，孙玉凤. 基于 GWR 模型的中国省级人均卫生费用的空间异质性研究[J]. 中国卫生事业管理，2020，37（11）：823-826.

另外，$\{N(i)\}$ 可以用矩阵的形式表示。在 n 个空间单元中的任意两个空间单元，不相邻的空间单元对应的矩阵元素定义为 0，相邻的空间单元对应的矩阵元素定义为 1，这也是空间权重矩阵中的一种，即二进制邻接矩阵。

拥有空间属性的数据不仅可以将数据以地图的形式进行可视化展示，还可以探索属性数据的空间关系。如探索性空间数据分析，就是采用可视化、数值或分数值分析以及统计分析等手段，包括空间全局和局部自相关分析、中心趋势分析（平均中心点、中位数中心点、中心地物）、离散程度分析（标准距离、标准差椭圆、空间聚类）以及空间插值分析等，研究空间数据中与空间相关的统计特征，包括空间划分、空间差异、空间结构、空间形态、空间趋势以及预测性分析。

4.2　空间关系概念化与空间权重矩阵

4.2.1　空间关系概念化

空间统计分析和传统（非空间）统计分析的一个重要区别是空间统计分析将空间和空间关系直接整合到数学计算中。因此，空间统计分析中的很多工具都要求在分析之前为空间关系的概念化参数选择一个值。常见的概念化包括反距离、行程时间、固定距离、k 最近相邻要素和邻接，而使用哪种空间关系概念化表述则取决于需要测量的对象。例如，要测量特定种类种子植物的聚集程度，使用反距离可能最适合。但是，如果要评估某一地区通勤者的地理分布，行程时间和行程成本可能是描述这些空间关系的更好选择。对于某些分析，空间和时间可能没有更抽象的概念重要，例如，熟悉程度（某些事物越熟悉，功能上越接近）或空间交互（以患者跨区域就医为例，一般来说，跨区域就医存在一个显著特征，即县级单元患者倾向于到地级市单元的医院就医，地级单元患者倾向于到省会城市的医院就医，省会城市患者倾向于到北京或上海等优质医疗资源集中的区域就医，但考虑到空间距离因素，上述就医趋势会出现特例，如从廊坊到北京就医的患者可能要多于从廊坊去石家庄就医的患者，虽然廊坊隶属河北且石家庄为河北省的省会，但由于廊坊市与北京毗邻，距离北京市中心的距离不足 50 千米，患者获得优质医疗资源可及性水平较高）。

空间统计将空间和空间关系直接整合到数学计算中（如面积、距离、长度或邻域等）。通常，这些空间关系通过被称作空间权重的值来进行正式定义。空间权重将被构建成一个空间权重矩阵并以空间权重矩阵文件的形式存储。空间权重矩阵可以量化数据集要素中存在的空间和时态关系（或至少可以量化这些关系的概念化表达）。虽然空间权重矩阵文件可能具有多种不同的物理格式，但从概念上讲，可以将空间权重矩阵看作一个表格，数据集中的每个要素都对应着表格中的一行和一列。任意给定行或列组合的像元值即为权重，可用于量化这些行要素和列要素之间的空间关系。空间权重矩阵的设定是空间计量经济模型建模的基础，空间权重矩阵是确定空间单元之间相互作用的关系模型，将其引入可以使计量经济模型显性地表达地理空间结构，也使空间计量经济模型用以量化测度区域间空间相互作用成为可能。空间权重矩阵是表达区域系统中空间依赖或空间自相关的概念基础，也是对地理空间的几何形态的量化表达，以及对区域经济数据中可能存在的空间依赖的描述。因此，对空间权重矩阵设定的研究一直是空间计量经济学研究的前沿和基础。

在构建空间权重矩阵的过程中可以使用的加权方法有很多，包括反距离、固定距离、空间—时间窗口、k 最近邻域、邻接以及空间交互（这些空间关系的概念模型在空间关系建模中进行了介绍）。面对如何选择设置的不同类型的空间权重矩阵方法，关键在于该权重矩阵能够较好地反映出所分析要素之间的实际交互方式。在初级层面，权重可能为二进制或变量。例如，二进制加权可应用于固定距离、空间—时间窗口、k 最近邻域和邻接空间关系。对于特定的目标要素，二进制加权将所有相邻要素的权重指定为 1，将所有其他要素的权重指定为 0。对于反距离或反时间空间关系，权重为变量。变量权重介于 0~1，因此较近邻域所获得的权重将大于较远的邻域。

当要素的分布由于采样设计或施加的聚合方案出现偏离时，一般需要进行标准化，尤其是使用二进制加权方法时。当要素的相邻点数不相等时，可以使用行标准化创建成比例的权重。选择行标准化后，每个权重都会除以行的和（所有相邻要素的权重和）。行标准化的权重通常与固定距离相邻要素结合使用，并且总是用于基于面邻接的相邻要素。这样可减少由于要素具有不同数量的相邻要素而产生的偏离。行标准化将换算所有权重，使它们在 0~1 之间，从而创建相对（而不是绝对）权重方案。每当要处理表示行政边界的面要素，当要素为面时，几乎始终需要应用行标准化。依据沈体雁和于瀚辰（2019）等相关研究成果，接下来重点介绍空间权重的设置与类型。

4.2.2　空间权重矩阵

空间权重矩阵表达形式一般是将 n 个空间单元两两之间的空间联系量化写成一个数表，就构成一个 $n \times n$ 的矩阵，矩阵 $\boldsymbol{W}$ 中的任意元素 w_{ij} 表示空间单元 i 和空间单元 j 的空间联系，如式（4-2）所示。

$$\boldsymbol{W} = \begin{bmatrix} w_{11} & \cdots & w_{1n} \\ \vdots & \ddots & \vdots \\ w_{n1} & \cdots & w_{nn} \end{bmatrix} \tag{4-2}$$

虽然目前对称的空间矩阵比较普遍，但对称性并不是空间权重矩阵必须满足的条件。一般来说，矩阵必须满足非负性和正则性。非负性是指空间权重矩阵中的每一个元素都是非负的。正则性与空间计量模型的估计量

和检验的渐近性质相关。具体来说，正则性就是矩阵元素绝对值的行求和与列求和是有界的，即

$$\text{对于 } \forall_j \in \mathbf{N}^+ \text{ 且 } j \leqslant n,\ \exists M_1 > 0,\ \text{使得} \sum_{i=1}^{n} |w_{ij}| < M_1 < \infty \tag{4-3}$$

$$\text{对于 } \forall_i \in \mathbf{N}^+ \text{ 且 } i \leqslant n,\ \exists M_2 > 0,\ \text{使得} \sum_{j=1}^{n} |w_{ij}| < M_2 < \infty \tag{4-4}$$

空间权重矩阵的有界性设定是为了得到合理的误差。基于邻接概念的空间权重矩阵很容易满足这些正则条件，而对于更加复杂的空间权重矩阵，特别是包含参数的空间权重矩阵就需要仔细考虑是否满足正则条件。此外，如果限制行和与列和大于0，就可以排除孤岛的出现。由于空间单元的相邻关系一般都是其局部性质，因此在权重矩阵中会存在大量的0元素，这意味着空间权重矩阵通常都是稀疏矩阵。这一点在理论上并没有实质性的帮助，但对于应用来说非常重要。稀疏矩阵与非稀疏矩阵的算法在复杂度上相差极大，尤其是当样本量较大时，稀疏矩阵的使用显得更加重要。然而，当样本量进一步增大时，基于稀疏矩阵的算法也会显得力不从心，因此需要使用抽样或者大数据的相关理论来处理。空间权重矩阵的对角元素均为0，即 $w_{ii}=0$（$i=1, 2, \cdots, n$）。但并不是由于自己和自己不相邻，而是由于空间权重矩阵是表达依赖性的一种手段，而每个空间单元并不能依赖其本身。

设置空间权重矩阵。空间权重矩阵主要分为三类：一是基于几何行政的空间权重矩阵设置；二是基于理论的空间权重矩阵设置；三是基于数据的空间权重矩阵设置。

基于几何的空间权重矩阵主要反映了几何的空间关系，从而表达空间邻近性，如邻接矩阵。基于理论的空间权重矩阵主要反映了研究问题相关理论所讨论的空间之间的联系，从而表达空间依赖性，如距离函数矩阵。基于数据的空间权重矩阵主要反映了数据自身所表现的空间关联，从而表达空间依赖性，例如，Getis 和 Aldstadt（2004）利用局部统计量构造了权重矩阵。最后一种空间权重矩阵是内生的，而前两种通常是外生的。对于

外生的空间权重矩阵来说，一个重要的问题是确定空间权重矩阵中的参数。参数值一般是被先验确定的，这就带来了很多问题。因为估计的有效性是建立在空间结构被正确反映的条件下，一旦空间权重矩阵是外生的，就很有可能造成空间结构不恰当地反映。而且这可能导致循环论证，研究者希望分析出空间具有某种结构，但空间权重矩阵的使用事实上假设了一种空间结构的存在。因此，通常需要对不同的空间权重矩阵进行比较，从而确定一种恰当的空间权重矩阵设置方式。一般研究中采用二进制邻接矩阵。信息准则、拉格朗日乘子检验、最大化莫兰指数（Moran's I）等方法也都为空间权重矩阵的比较提供了依据（沈体雁、于瀚辰，2019）。下面是几种较为常用的空间权重矩阵。

二进制邻接矩阵：

$$w_{ij} = \begin{cases} 1, & \text{bound}(i) \cap \text{bound}(j) \neq \varnothing \\ 0, & \text{bound}(i) \cap \text{bound}(j) = \varnothing \end{cases} \tag{4-5}$$

式中，bound（i）、bound（j）表示空间单元的边界。按照是否共边或共点原则可将空间单元的相邻划分为三种类型：Rook 邻接、Bishop 邻接和 Queen 邻接。其中，Rook 邻接是将至少有一个共同边界的地物判定为邻近；Bishop 邻接是只要两个地物之间有一个公共顶点即可判定为邻近；Queen 邻接是 Rook 邻接和 Bishop 邻接的并集，指两个地物具有公共边或公共顶点（见图 4-1~图 4-3）。

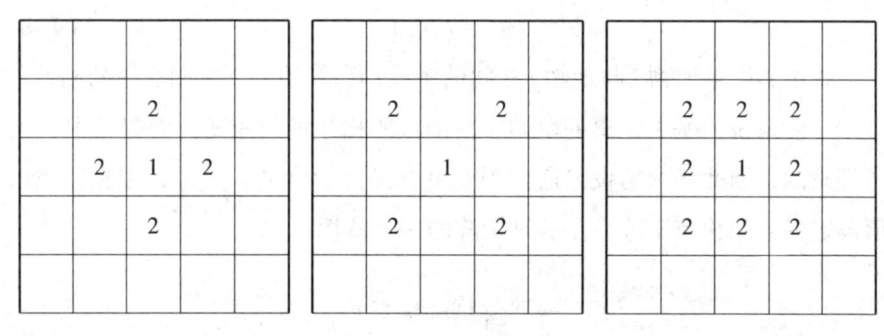

图 4-1　Rook 邻接　　**图 4-2　Bishop 邻接**　　**图 4-3　Queen 邻接**

二进制邻接矩阵设置过程如下：

$$\boldsymbol{W}=\begin{bmatrix}0 & 1 & 1 & 1\\1 & 0 & 0 & 1\\1 & 1 & 1 & 0\end{bmatrix} \tag{4-6}$$

对于二进制邻接矩阵来说，对角线上的元素均为 0，且该矩阵是一个对称矩阵。首先，由于第 1 个地物与所有其他地物相邻，因此第一行除第一个元素之外的其他元素均为 1。由于该种矩阵具有对称性，出于降低算法复杂度的考虑，在接下来的设置中就可以不考虑第 1 个空间单元。其次，第 2 个地物仅与第 4 个地物相邻，因此第二行第三个元素为 0，第二行第四个元素为 1。最后，第 3 个地物与第 4 个地物相邻，因此将第三行第四个元素设置为 1。这样就结束了上述矩阵的设置。

k 最近邻矩阵（k-nearest neighbor，KNN）：该矩阵由于地物的邻近排序并不是对称的，因此会有部分地物是其他地物最邻近的，但其自身最邻近的地物却是另外一些地物。

$$w_{ij}=\begin{cases}1,\ j\in N_k(i)\\0,\ j\notin N_k(i)\end{cases} \tag{4-7}$$

式中，$N_k(i)$ 表示距离空间单元 i 最近的 k 个空间单元所构成的集合。

距离函数矩阵：

$$w_{ij}=f(d_{ij}) \tag{4-8}$$

式中，d_{ij} 是地物 i 与地物 j 之间的距离；$f(x)$ 是一个单调非增的函数。

一般来说，基于距离的单调非增函数所构建的权重矩阵是基于某些经济理论的，因此函数的设定通常需要具有经济学含义。另外，根据距离阈值设定的空间权重矩阵也是这种矩阵的一个特例：

$$w_{ij}=\begin{cases}1,\ \ d_{ij}\leqslant d\\0,\ \ d_{ij}>d\end{cases} \tag{4-9}$$

此时 $f(x)$ 是不连续的，是一个示性函数。

核函数矩阵：

$$w_{ij} = K(z_{ij}) \tag{4-10}$$

式中，$z_{ij} = \frac{d_{ij}}{h_i}$；$h_i$ 是带宽；K 是核数。带宽既可以是内生自适应的，也可以是外生设定的。而核函数也有多种选择的可能，如三角核函数：

$$K(z) = (1 - |z|), \quad |z| < 1 \tag{4-11}$$

均匀核函数：

$$K(z) = \frac{1}{2}, \quad |z| < 1 \tag{4-12}$$

高斯核函数：

$$K(z) = \frac{1}{\sqrt{2\pi}} e^{-\frac{z^2}{2}} \tag{4-13}$$

4.3　空间邻近性

邻近性是以二元划分的方式来定义两个地物之间的关系，分为邻近性和非邻近性两类。判定邻近性的方法有很多种，主要是以距离为判定标准，指的是在某个距离内为邻近；或者找出最近的三个对象判定为邻近，其余为非邻近。这种判定方法的实质是将实际距离作为判定标准。除此以外，也可以将路网距离甚至航线距离作为邻近性的判定标准，例如，北京与济南和太原之间分别有高速相连，因此北京与济南、北京与太原有邻近关系。但假如济南和太原之间尚无高速相连，则二者之间为非邻近性。需要注意的是，可以通过邻近性来定义邻里关系，例如，所有与该地区邻近的地区就是该地区的邻居，并形成一个邻里区；也可以不通过邻近性定义邻里关系，而是直接通过某些属性值定义，例如，医疗水平相似的地区就可以定义为邻里关系。

对于空间数据，产生空间邻近性的原因主要有两个：一个是测量误差；另一个是空间关系（沈体雁、于瀚辰，2019）。前者通常是由于空间单元的划分或聚合所致。例如，有三个空间单元 A、B、C。假设这三个空间单元之间相互都没有影响，则认为三者相互独立。如果将空间单元 B 分为两个相互独立的部分 B1 和 B2，并分别与 A、C 聚合为两个新的空间单元 E 和 F。从理论上说，空间单元 E 和 F 也相互独立。考虑如下情形，如果空间单元 B 存在测量误差，并且 BE 和 BF 的测量误差之和恰好是 B 的测量误差，而这两部分测量误差之间是相关的，则认为空间单元 E 和空间单元 F 的测量误差也是相关的，那么就可以认为空间单元 E 和空间单元 F 具有空间邻近性。回归到现实问题，由于经济社会问题跨越了行政边界，使得基于行政边界划分的空间单元将经济社会问题进行了不符合实际的分割，从而导致空间邻近性的出现。后者包括空间相互作用、空间层次结构等（沈体雁、于瀚辰，2019）。Tobler（1970）提出的地理学第一定律指出任何事物都存在空间相关性，距离越近的事物空间相关性越大。Anselin 和 Getis（1992）指出，“比如对具有地理空间属性的数据，一般认为，离得近的变量之间比在空间上离得远的变量之间具有更加紧密的关系”。空间计量经济学理论认为一个地区空间单元上的某种经济地理现象或某一属性值与邻近地区空间单元上的同一现象或属性值是相关的（Anselin，1988）。空间邻近性的存在打破了大多数经典统计和计量分析中相互独立的基本假设，使计量工具箱进一步得到丰富。例如，由于地方政府存在策略性行为，公共服务支出存在明显的邻近效应。再如，一个区域在公共服务上的税收与支出和邻近区域公共服务上的税收与支出的相互作用。空间邻近性不仅意味着空间上的观测值缺乏独立性，而且意味着潜在于这种空间相关中的数据结构，也就是说，空间相关的强度及模式由绝对位置（格局）和相对位置（距离）共同决定。

测量误差和空间联系导致了数据中存在空间邻近性，其严格的定义是空间随机过程不相互独立。由于空间邻近性的讨论非常复杂，通常在实证研究过程中更多地关注空间单元变化趋势之间的关系，即空间邻近性的特殊情况——空间自相关（沈体雁、于瀚辰，2019）。空间自相关（spatial autocorrelation）也称空间相依（spatial dependency）或空间依赖（温在弘，2015），是基于邻近事物相似的空间原则，即地理相近的两组资料其属性值会比相隔较远的两组资料的属性相似。举例来说，地区生产总值较高的区域，其周围区域的地区生产总值也可能相对较高；再如，人口规模较大的区域，其周边区域的人口规模也可能较大。这种现象还出现在创新、医疗资源分布等具体经济社会问题中，空间分析过程中这种现象呈现显著的空间自相关。空间自相关可以分为正的空间自相关、负的空间自相关和不相关。正相关表示某一个空间单元属性值高的同时其周围空间单元的该属性值也高，低的同时其周围地区的该属性值也低；负相关表示某一个空间单元属性值低的同时其周围空间单元的该属性值高，高的同时其周围地区的该属性值低；不相关指的是空间单元属性值的高低与周围空间单元的属性值高低没有关系。

空间自相关测度主要有两个方面的作用。一是探索性空间数据分析，二是检验误差项中是否存在空间自相关（沈体雁、于瀚辰，2019）。前者关注属性值的集聚；后者更多的是考虑空间相互作用关系，为提高建模的有效性，从而测度空间自相关。空间自相关是指地理事物分布与空间位置的某一属性值之间的统计相关性，通常，距离越近的两值，它们之间的相关性越大。一般使用全局莫兰指数（global Moran's I）、局部莫兰指数（local Moran's I）分别测度全局的和局部的空间关联特征。前者用于全局聚类检验的方法，检验整个研究区中邻近地区间是相似的、相异的（空间正相关、负相关），还是相互独立的；后者用于检验局部地区是否存在相似或相异的观察值聚集在一起（温在弘，2015）。

4.3.1 全局自相关

全局自相关一般使用全局莫兰指数进行测度。全局莫兰指数处于-1~1之间，其计算公式如下：

$$I=\frac{n\sum_i\sum_j W_{ij}(X_i-\bar{X})(X_j-\bar{X})}{(\sum_i\sum_j W_{ij})\sum_i(X_i-\bar{X})^2} \tag{4-14}$$

式中，n 为研究区内地区总数；X_i 和 X_j 为区域 i 和区域 j 的属性值；W_{ij} 为空间权重矩阵，空间相邻为1，不相邻为0；$\bar{X}$ 为属性的平均值。

分子部分主要是处理邻近间属性相似的程度，先计算每一个地物的属性值与平均值的差，再将该地物 i 与平均值的差乘以所有其他邻近地物 j 与平均值的差，即共变异数（covariance）的计算概念［见式（4-15）］。若邻近间的地物属性相似，彼此的数值都高于平均值甚多，则与平均值相减后的差将越大。因此，这样的计算结果会导致分子的数值偏大。若彼此的数值都低于平均值甚多，则两项相乘计算结果也会导致分子的数值偏大。

$$\sum_i\sum_j w_{ij}(x_i-\bar{x})(x_j-\bar{x}) \tag{4-15}$$

分母的部分处理整体的变异程度，即观察值减去平均值的平方，公式为

$$\sum^i\sum^j w_{ij}=\frac{\sum_i(x_i-\bar{x})^2}{n} \tag{4-16}$$

4.3.1.1 空间形态的判别

在属性的空间形态呈现完全随机分布（complete spatial randomness，CSR）的情况下，可推导出全局莫兰指数的期望值。空间样本数越大，这个数值是将越接近0的负数。因此在实务上常将 $I=0$ 作为随机分布的判断

依据。若大部分相邻地物的属性值相近即为正相关，无论为高值或低值相邻近，分子相乘结果的加总将会是一个正值，而 I 值会大于 0，最大数值为 1，这一现象说明此属性值呈群聚的分布；若大多数相邻的地物之间其值相差很大即负相关，则相乘结果的加总会是负值，而 I 值会小于 0，负相关的最小数值为-1。这说明该属性值呈离散或均匀的空间分布。

换言之，I 值会分布在-1～1。若相邻的地物之间的值非常相近，则 I 值会非常接近 1，即呈群聚分布；相反地，若相邻的地物之间的值相差很大，则 I 值会非常接近-1，即呈离散分布；若 I 值非常接近 0，则呈随机分布（见图 4-4）。

$$I_e = \frac{-1}{n-1} \tag{4-17}$$

式中，n 为样本数；I_e 为期望值。

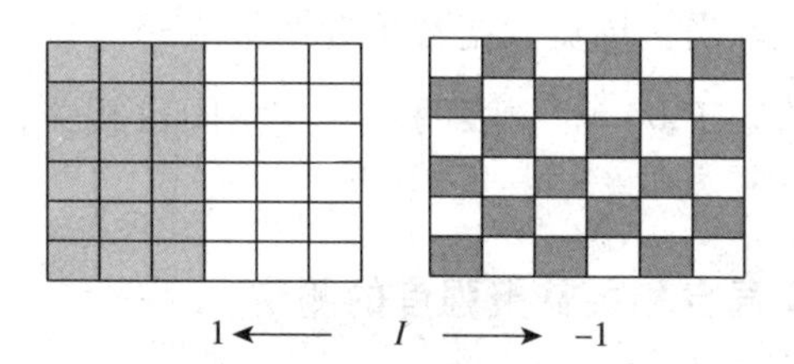

图 4-4　地物相邻情形中绝对群聚与绝对离散对应的 I 值

4.3.1.2　全局莫兰指数的显著性检验

计算结果只能提供一个大略的空间分布形态，但尚无法知道该分布形态是否足够显著，因此需要进行显著性检验，以判断全局莫兰指数的分析结果是在何种置信水平下成立的。对全局莫兰指数结果进行统计检验，通常采用 Z 检验。首先，建立一组原假设（H_0）与备择假设（H_1）。通常会以想象中成立的结果作为备择假设，例如，假设某种分布的空间自相关较有可能为群聚，便可产生一组单尾检定假设：

H_0=空间形态不为群聚，$I \leqslant 0$；

H_1=空间形态为群聚，$I>0$。

根据 Z 检验结果来决定是应该拒绝还是接受原假设。Z 检验分析过程如下，首先，计算随机分布下的统计指标期望值与变异数；其次，以分析计算所得的观察值减去随机的期望值；最后，将相减的结果除以开平方的变异数（即标准差），求得将全局莫兰指数转换后的 Z 值。

$$Z(I) = \frac{I - E(I)}{\sqrt{\operatorname{var}(I)}} \tag{4-18}$$

式中，$E(I)$ 为数学期望；$\operatorname{var}(I)$ 为变异数。

在给定显著性水平下，当全局莫兰指数接近 1 时，表明具有相似的属性聚集在一起（即高值与高值相邻、低值与低值相邻），呈现高—高（HH）集聚和低—低（LL）集聚分布格局；当全局莫兰指数接近-1 时，表明具有相异的属性聚集在一起（即高值与低值相邻、低值与高值相邻），呈现空间离散格局。当全局莫兰指数接近期望值-1/（n-1）（随着样本数量 n 的增大，该值趋于 0）时，表明不存在空间自相关，观测值在空间上随机排列。

4.3.1.3 全局自相关群聚强度的测定

根据全局莫兰指数的计算公式，空间自相关量测是以相近地物之间的属性值是否相近，即群聚形态是否存在，但并没有区分是高属性值的群聚或低属性值的群聚。G 统计量（G-statistic）则是用于区分高属性值或低属性值群聚的分析方法。

（1）G 统计量的计算方法

G 统计量的计算公式如式（4-19）所示：

$$G(d) = \frac{\sum_i \sum_j w_{ij}(d)(x_i \times x_j)}{\sum_i \sum_j (x_i \times x_j)} \tag{4-19}$$

式中，分母表示全体空间单位的属性值相乘并加总，而分子则多乘了一个事先定义的邻近权重。其中，$i \neq j$，i 代表目标地物，j 代表 i 地物的所有邻近地物，w_{ij} 为地物 i 和地物 j 间的邻近权重，x_i、x_j 分别为地物 i、地物 j 的属性值。G 统计量通常会以距离为邻近的判断标准，即以目标地物的几何中心为中心，以一个定义的距离为半径绘制一个圆，周边的地物若有部分范围落在这个圈内，则被认为是目标地物的邻近范围。以此为基础产生一个邻近权重矩阵，即若两者相互邻近，则权重为 1；若不邻近，则权重为 0。

G 统计量的计算过程中，分子与分母的差别在于，分子只会保留在邻近范围内的地物之间的乘积，而分母则会保留所有的乘积结果。在大多数情况下，搜寻半径会相对较小，使计算结果中分子总是小于分母，即 G 统计量至多不超过 1。若相互靠近的地物之间属性值都很高，则分子所保留的乘积结果值都较大，与整体的乘积结果相比，最后所得的 G 统计量也会较高，表示该地区有热区存在；相反地，若相互靠近的地物之间属性值都很低，则分子所保留的乘积结果会较低，最后所得的 G 统计量也较低，表示该地区有冷区存在。若 G 统计量的计算结果值很高，则表示存在热区（高的属性值的群聚）；若计算结果值很低，则表示存在冷区（低的属性值的群聚）。若邻近定义中使用的搜寻半径太大并将整个研究区都涵盖在内，分子与分母相等，则 G 统计量为 1，故失去分析的意义。

（2）G 统计量的显著性检定

G 统计量是一种相对量测方式，因此，我们需要借由统计检定的方法，再进一步以同样的邻近定义，计算一个随机分布的 G 统计量作为期望值。并且，通过此期望值判断观察的 G 统计量（期望值）是较随机高（热区）或较随机低（冷区）。随机分布的 G 统计量（期望值）是指在给定的邻近距离内，没有显著的高值的群聚或低值的群聚。因此，G 统计量（期望值）也等于所有地物在邻近范围内的其他地物数量之总和（邻近权重的值之总和），除以所有地物的数量乘以所有其他地物的数量，计算公式为

$$G_E(d) = \frac{W}{n(n-1)}, \quad W = \sum^{i} \sum^{j} w_{ij} \tag{4-20}$$

式中，d 代表邻近的距离定义；W 为权重总和，即所有目标地物的邻近地物总数；n 为地物总数。

有了随机分布下 G 统计量（期望值），就可以进一步计算 Z 值，以判断该观察值是否在某一显著水平下，是显著高于期望值，还是显著低于期望值。Z 值的计算除了需要两个比较值——观察值与期望值之外，还需要所有地物属性值的变异程度，以计算标准差。Z 值的计算公式为

$$Z_E(d) = \frac{G(d)_0 - G(d)_E}{SD_{G(d)}} \tag{4-21}$$

式中，$Z_E(d)$ 为不同距离下的 G 统计量 Z 值；$G(d)_0 - G(d)_E$ 为期望值与观察值差距值；$SD_{G(d)}$ 为 $G(d)$ 的标准差。若观察的 G 统计量大于期望值（即高的属性值群聚），则分子为正，而 Z 值也会为正；若观察值小于期望值（即低的属性值群聚），则分子为负，而 Z 值也会为负。

我们需要设计一组假设检定：原假设 H_0 = 空间形态不为冷区，$G(d)_0 - G(d)_E \geqslant 0$；$H_1$ = 空间形态为冷区，$G(d)_0 - G(d)_E < 0$。再用 Z 值的检验值比较指定显著水平下的临界值，来决定是否拒绝虚无假设。

4.3.2 局部自相关

全局自相关是对整个研究区域计算出单一的统计值，使用全局莫兰指数或 G 统计量等指标可了解研究区域的整体空间分布形态（即判断是否存在群聚现象）。但全局自相关分析不能给出研究区域中每个地物的统计值，而局部自相关分析则可以给区域中每个地物计算出一个统计值，以了解区域内的空间群聚（热区和冷区）的分布位置。

空间相关性局部指标（local indicators of spatial association，LISA）是由地理学者或经济地理学者（包括 Anselin、Getis 及 Ord 等）于 20 世纪 90 年代中期发展的侦测群聚的空间统计方法。该方法主要是对前一节所述的全域空间统计指标——全局莫兰指数的概念加以改良，通过直接计算属性值的差异比较相邻地物的属性值是否相近。LISA 的计算主要是用目标地物属

性值与邻近地物的属性值分别与平均值的差作比较。计算公式如式（4-22）、式（4-23）所示。计算过程中使用的方差 s^2 是一个常数项，除以这个常数项的目的，在于将个别的 I_i 转成与全局莫兰指数统计量相同的分数范围。

$$I_i = \frac{(x_i - \bar{x})}{s_i^2} \times \sum w_{ij}(x_j - \bar{x}) \tag{4-22}$$

$$s_i^2 = \frac{\sum_{j,\, j \neq i}(x_j - \bar{x})^2}{n - 1} \tag{4-23}$$

式中，I_i 代表目标地物 i 的 LISA 值；x_j 为与 i 邻近的地物 j 的属性值；s_i^2 为邻近地物属性的变异数；w_{ij} 为 ij 之间的邻近权重；$\bar{x}$ 为所有地物属性值的平均值。

根据局部自相关基本原理，目标地物与邻近地物的属性关系可分为高—高（HH）、低—低（LL）、高—低（HL）、低—高（LH）四种空间形态。若 I_i 值为正，并且该统计值很高，表示该目标地物被相似属性值的地物包围，包括高—高与低—低的局部空间形态；若 I_i 值为负，则表示其被与本身属性数值相反的值包围。

4.3.2.1　局部自相关显著性水平的检定

对每一个地物的 LISA 统计量 I_i 值，需进一步判断其是否在某个显著性水平下具有统计学意义。LISA 统计量检定的基本思想与全局莫兰指数统计相似，即将每个地物的 I_i 值转换为 Z 值可得知此显著性水平下是否拒绝原假设。

各地物的 Z 值计算过程：首先计算出随性值分布下的 I_i 期望值，其次用目标地物的 I_i 值（观察值）减去期望值，最后将相减的结果除以开根号 I_i 值的方差，即为目标地物 I_i 值的 Z 值。计算公式为

$$E(I_i) = \frac{-\sum_{j,\, j \neq i} w_{ij}}{n - 1} \tag{4-24}$$

式中，$E(I_i)$ 为目标地物 i 的 LISA 期望值；w_{ij} 为地物 i 与其邻近地物的距离权重，若为二元权重，则此值等同地物 i 的邻近地物数量；n 为总地物样本数。

$$Z(I_i)=\frac{I_i-E(I_i)}{\sqrt{\mathrm{var}(I_i)}} \tag{4-25}$$

$$\mathrm{var}(I_i)=E(I_i^2)-E(I_i)^2 \tag{4-26}$$

式中，$Z(I_i)$ 为目标地物 i 的 LISA 的 Z 值；$E(I_i)$ 为目标地物 i 的 LISA 期望值；$\mathrm{var}(I_i)$ 为目标地物 I_i 值的变异数。

由于 Z 值的计算过程需计算观察值与期望值的差别，而 I_i 的期望值受到设定相邻的参数影响。若使用的权重为二元权重，对于每一个地物而言其权重加总等于其邻居数；若使用的是列标准化权重，则一目标地物的所有邻近权重加总时为 1。因此，Z 值实际上会受到邻居数影响，如果某一个目标地物只有 1~2 个邻居，则在使用二元权重的情况下其 I_i 期望值会很低。此时如果 I_i 值很大，而变异数很小，则表示该群聚很可能显著；反之，若 I_i 值与变异数都很大，则表示该高 I_i 值的群聚很可能不够显著。若要观察各 I_i 值的群聚或离散在何种显著性水平下具有统计学意义，如 0.01、0.05、0.10 等，则需要在此基础上建立假设检验［原假设 H_0 = 目标地物 i 不存在局部空间自相关（随机或离散），$I_i \leqslant 0$；备择假设 H_1 = 目标地物 i 存在局部空间自相关（群聚），$I_i > 0$］，并以 Z 值与临界值作比较，决定在某种显著性水平下是否拒绝原假设。

4.3.2.2 局部空间自相关集聚程度的测定

LISA 统计量无法了解高或低属性值的集中趋势，因此本节介绍局部 G 统计量（local G-statistic）统计分析方法，可以进一步了解地物的高属性值与低属性值群聚的分布特性。这种统计方法也属于局部分析，该方法会对每一个地物进行分析，观察并比较其属性值与给定距离范围内邻近地物的属性值。与 LISA 统计量 I_i 不同的是，局部 G 统计量进一步区分该地物是被与其同样高或与其同样低的地物所包围。对于离散资料中的每一个地物，或连续网格数据中的每一个网格，这种方法会在各地区计算出一个统计值，因此，可用该统计值绘制其空间分布，并观察热区与冷区的群聚位置。

（1）局部 G 统计量的计算方法

由 Getis 与 Ord 发展的空间统计方法，共有两种计算方法来量测空间群聚，其公式分别如式（4-27）和式（4-28）所示：

$$G_i^* = \frac{\sum_j w_{ij}x_j - \bar{x}\sum_j w_{ij}}{\sqrt{\frac{n\sum_j w_{ij}^2 - (\sum_j w_{ij})^2}{n-1}} \times S} \tag{4-27}$$

$$G_i = \frac{\sum_j w_{ij}x_j - \bar{x}\sum_j w_{ij}}{\sqrt{\frac{n\sum_j w_{ij}^2 - (\sum_j w_{ij})^2}{n-2}} \times S} \tag{4-28}$$

$$\text{且 } i \neq j,\ S = \sqrt{\frac{\sum_j x_j^2}{n} - \bar{x}^2} \tag{4-29}$$

式中，G_i^* 与 G_i 分别为两种 G 统计量的统计量；w_{ij} 为目标地物 i 与邻近地物 j 的邻近权重；x_j 为邻近地物的属性值；$\bar{x}$ 为所有地物属性的平均值；n 为所有地物的数量。

G_i^* 与 G_i 的计算方法基本相同，其大小主要受邻近地物权重、属性值高低的影响，因此可以判别热区或冷区，差别仅在于是否将自己的属性值也列入考量。就 G_i 统计量而言，目标地物本身并不会被考量于计算中（$i \neq j$）。当关注的主题是关于地物的周边属性值状况或趋势时，就可以使用 G_i 统计量来判定。至于分子减去平均数乘权重总和，以及分母的部分，均是转换为 Z 值的过程。换言之，G_i^* 与 G_i 统计量已经是经过处理的 Z 值，可以直接进入假设检定阶段，判别其显著的置信水平。

（2）检定 G_i^* 统计量的统计显著性

由于 G_i^* 统计量本身的意义即为 Z 值，因此可以直接进入双尾的假设检定。设置原假设 H_0 = 目标地物 i 没有群聚现象，$G_i^* = 0$；备择假设 H_1 = 目标地物 i 有群聚现象，$G_i^* \neq 0$。判定是否有群聚，若有，依照 Z 值的正负方向来判断是高值群聚还是低值群聚。通过查表，了解各个显著水平对应的临界值，将 G_i^*（Z 值）与临界值进行比较，判断是否有足够的信心拒绝原假设。

4.3.2.3 影响 LISA 统计显著性的因素

在运用统计方法进行空间分析时，必须注意可能影响统计值的潜在因素，以免造成非预期中的误判（温在弘，2015）。第一，一般我们会认为较高的 I_i 值代表高值或低值的群聚，但也有可能是受到极值的影响，实际上，目标地物与邻近地物的状况并不如预期，因此，需要进一步观察目标地物及邻近地物的属性值，才能作出正确判断。第二，如果分析范围内的地物总数属于小样本，即少于 30 个地物，则其计算结果很可能有所偏误，这是因为当中很可能会有极端值对整个属性值的分布造成影响。第三，计算 LISA 统计量时，Z 值也可能误导结果，这主要是因为计算过程中有相互独立的假设，但实际上，在这个空间分析方法中是应用目标地物及其邻居一起进行计算，而相邻的两个目标地物之间基本上会共享大部分邻居，因此，并不是完全的相互独立。为了解决这个问题，Getis 与 Ord 建议使用 Bonferroni-type test 检定方式，它使用更严格的标准，以确保该结果在一定的显著性水平下具有统计学意义。

4.4 空间异质性

上述提到的空间自相关，本身属于全局模型，不能有效反映回归关系的空间异质性。不同地理位置上的回归参数通常会有不同的表现，即随着地理位置的改变，回归参数也会发生变化。因此，空间变系数回归模型被提出来以解决空间异质性问题。空间异质性（也称空间不均匀性或空间差异性），作为空间数据的第二个重要特征，是指在每一个空间区位上的事物和现象都具有区别于其他区位上的事物和现象的特点。从统计学角度来看，空间异质性是指研究对象在空间上非平稳，非平稳随机过程就是不存在平稳性的随机过程。这违背了经典统计学所要求的所有样本都来自同一总体的假设。一般来说，空间非平稳性相对难以理解，接下来以人口对经济增长的影响为例，通俗理解空间异质性。一般计量经济学假设空间不存在差异，即认为空间具有同质性，并在此基础上构建计量模型。模型的结果是，不同区域人口对经济增长的影响是一致的，具有相等的贡献度。而现实中的情况是，资源禀赋、经济基础、产业结构、教育水平、劳动力等方面的空间差异性，使得人口对区域经济增长的贡献度具有空间差异。这种空间非平稳性打破了经典计量经济学的一般假设，需要探索新的思路和方法来解决现实问题，当然对空间异质性的探索也成为当前空间计量的研究热点和前沿之一。空间异质性可表示为

$$y_i = f(x_i, \beta_i, \varepsilon_i) \tag{4-30}$$

式中，i 表示地物；β_i 为空间模型参数；y_i 为因变量；x_i 为自变量；ε_i 为随机扰动项。

空间异质性需要引起研究者的高度重视，因为忽略空间异质性需要付出较大代价。20 世纪初，学者们就已经讨论过一种奇特的统计学现象，即当人们尝试探究两种变量是否具有相关性时，会分别对其进行分组研究。然而，在分组比较中都占优势的一方，在总评中有时反而不占优势。1951 年，英国统计学家 E. H. 辛普森提出著名的“辛普森悖论”，即在某种条件下的两组数据，分别讨论时都会满足某种性质，可是一旦合并考虑，却可能导致相反的结论。“辛普森悖论”放在空间分析领域仍然存在。如考察卫生服务质量与卫生支出的关系，在 A 和 B 两个区域分别选取 20 家医院进行考察。将 40 家医院数据合并起来考察和分别对 A 和 B 两个区域各自的 20 家医院进行考察，其结果可能完全相反。因此，考虑空间异质性至关重要。

综上，回归分析过程中必须明确考虑空间异质性，主要基于以下三个

方面的考虑：一是异质性是一种空间结构，异质性的形式取决于观测点的位置；二是由于结构是空间的，异质性通常与空间自相关同时出现，这时标准的计量经济技术不再适用；三是在一个单一横截面上区分空间异质性与空间相关性比较困难，空间自相关和空间异质性在观测上可能是相同的。对于空间异质性，只要将空间单元的特性考虑进去，大多可以用经典的计量经济学方法进行估计，但是当空间异质性与空间相关性同时存在时，经典的空间计量经济学估计方法不再有效，空间变系数的地理加权回归模型是处理空间异质性的一种良好的估计方法。

4.5 空间分析的主要软件

当前社会科学领域使用空间分析的软件主要包括：

第一，由美国环境系统研究所（Environment System Research Institute，ESRI）公司推出的ArcGIS软件。在常见的GIS系统中，ESRI公司的ArcGIS以强大的分析功能成为主流的GIS系统，运用ArcGIS进行地理信息系统空间分析成为主要趋势。ArcGIS在全面整合了GIS数据库、软件工程、人工智能、网络技术及其他多方面的计算机主流技术之后，成功地推出了代表GIS最高技术水平的全系列GIS产品。ArcGIS是一个全面的、可伸缩的GIS平台，为用户构建一个完善的GIS系统提供完整的解决方案（汤国安等，2021）。

社会科学领域常用的ArcGIS板块主要包括以下内容：一是基础分析工具，包括裁剪、选择、拆分等分析工具，相交、联合、判别等分析工具，缓冲区、邻近分析及点距离分析工具，频度、加和统计等分析工具。二是空间统计工具，包括聚类分析和空间自相关分析、度量地理分布的分析工具（中心趋势、中位数中心、方向分布）、渲染工具（属性渲染；带渲染的聚类分析、计数渲染）、空间关系建模（回归、最小二乘、空间权矩阵、网络空间矩阵）等。三是地统计分析工具，包括插值（多项式插值、反距离加权内插、局部多项式插值法等）、数据探索分析工具和各种克里金插值（地统计分析向导）、地统计工具（交叉验证、半变异函数灵敏度、邻域选择）等。四是矢量数据和栅格数据空间分析工具，前者包括缓冲区分析、叠置分析和网络分析等，后者包括距离制图、表面分析、密度制图、统计分析、重分类和栅格计算等。

第二，Anselin推出的GeoDa、GeoDa Space和PySAL为平台的系列空间分析工具。GeoDa是由Anselin及其团队开发的，该程序提供了友好的用户界面以及丰富的用于探索性空间数据分析（ESDA）的方法，如空间自相关统计（spatial autocorrelation statistics）和基本的空间回归分析（spatial regression analysis）。自2003年2月GeoDa发布第一个版本以来，GeoDa的用户数量成倍地增长。据统计，截至2017年6月，GeoDa的用户数量已经超过了20万，包括哈佛大学、麻省理工学院、康奈尔大学等著名学府都在实验室中安装并使用GeoDa软件。GeoDa作为开源空间数据分析软件，通过探索和建模空间模式，向使用者提供了全新的空间数据分析视角。GeoDa Space是包含在PySAL spreg模块中的基于图形用户界面的空间回归软件，其输出方式和回归界面与GeoDa软件界面较为相似。PySAL是一个面向地理空间数据科学的开源跨平台库，重点是用Python编写的地理空间矢量数据，包括空间簇、热区和异常点的检测，从空间数据构建模型，空间计量分析以及探索性空间数据分析等功能。

第三，基于MATLAB等软件平台，由Kelly Pace推出的空间统计工具箱。此外，基于Stata、R语言、SAS、Python等软件开放平台的空间分析命令包也陆续发布，非地学专业背景的研究者更倾向于应用这些软件。

第5章　中国医院空间分布的中心趋势与离散程度

本章重点刻画中国三级医院、三甲医院和二级医院空间分布的形态——中心趋势和离散程度，包括四部分：第一部分是方法原理，介绍了分析中心趋势和离散程度的主要方法和原理，中心趋势主要使用中心分布和中位数分布两个指标来描述，离散程度使用标准距离和标准差椭圆来描述；第二、第三、第四部分主要是以第一部分为基础，分别刻画三甲医院、三级医院和二级医院空间分布的中心趋势和离散程度。

5.1　方法原理

空间分布的中心趋势与离散程度是用于地理分布测量的工具，主要回答了“中心在哪里”“要素的分散程度、密集程度或融合程度如何”以及“是否存在定向趋势”等问题，使用不同的工具分别度量空间分布的中心趋势和离散程度。

5.1.1　中心趋势

5.1.1.1　中心分布

中心分布又称平均中心，是一个根据输入要素质心的平均 X 值和 Y 值构造的点，用于计算输入的要素的质心的平均中心，其点要素的 X 值和 Y 值是输出要素中的属性。在使用 ArcGIS 进行分析时，案例分组字段用于进行分组以独立计算平均中心。当指定了“案例分组字段”时，会首先根据案例分组字段值对输入要素进行分组，然后计算每个组的平均中心。

对于线和面要素，会在距离计算中使用要素质心。对于多点、折线或由多部分组成的面，使用所有要素部分的加权平均中心来计算质心。点要素的加权项是1，线要素的加权项是长度，而面要素的加权项是面积。

平均中心可表示为式（5-1）：

$$\bar{X}=\frac{\sum_{i=1}^{n}x_i}{n},\ \bar{Y}=\frac{\sum_{i=1}^{n}y_i}{n} \tag{5-1}$$

式中，x_i 和 y_i 是要素 i 的坐标；n 为要素总数。

加权平均中心扩展为式（5-2）：

$$\bar{X}_w=\frac{\sum_{i=1}^{n}w_ix_i}{\sum_{i=1}^{n}w_i},\ \bar{Y}_w=\frac{\sum_{i=1}^{n}w_iy_i}{\sum_{i=1}^{n}w_i} \tag{5-2}$$

式中，w_i 为要素 i 处的权重。

如果各要素存在 Z 属性，则该工具还会计算第三维的中心，计算公式为

$$\bar{Z}=\frac{\sum_{i=1}^{n}z_i}{n},\ \bar{Z}_w=\frac{\sum_{i=1}^{n}w_iz_i}{\sum_{i=1}^{n}w_i} \tag{5-3}$$

5.1.1.2　中位数分布

中位数分布又称中位数中心，是一种异常值反应较为稳健的中心趋势度量的工具，可标示数据集中到其他所有要素的行程最小的位置点。中位数中心工具可指定权重字段。与平均中心相比，中位数中心工具的算法受

数据异常值的影响较小。

用于计算中位数的方法是一个迭代过程，由 Kuhn 和 Kuenne（1962）提出，之后由 Burt 和 Barber（1996）进一步概括。在算法的每个步骤（t）中，都会找到一个候选“中位数中心”（X^t，Y^t），然后对其进行优化，直到其表示的位置距数据集中的所有要素（或所有加权要素）（i）的“欧式距离”（d）最小，计算公式为

$$d_i^t = \sqrt{(X_i - X^t)^2 + (Y_i - Y^t)^2} \tag{5-4}$$

5.1.2 离散程度

5.1.2.1 标准距离

度量分布的紧密程度可以提供一个表示要素相对于中心的分散程度的值，该值表示距离。因此，可通过绘制一个半径等于标准距离值的圆在地图上体现一组要素的紧密程度。标准距离工具用于创建圆面。在创建过程中，可以根据可选的权重字段进行标准距离计算。如果输入要素的基础空间模式集中于中心且朝向外围的要素较少（一种空间正态分布），则一个标准差圆约包含聚类中68%的要素，两个标准差圆约包含聚类中95%的要素，三个标准差圆约包含聚类中99%的要素。

标准距离可表示为式（5-5）：

$$SD = \sqrt{\frac{\sum_{i=1}^{n}(x_i - \bar{X})^2}{n} + \frac{\sum_{i=1}^{n}(y_i - \bar{Y})^2}{n}} \tag{5-5}$$

式中，x_i 和 y_i 为要素 i 的坐标；$\{\bar{X},\ \bar{Y}\}$ 表示要素的平均中心；n 等于要素总数。

加权标准距离扩展为式（5-6）：

$$SD_w = \sqrt{\frac{\sum_{i=1}^{n} w_i(x_i - \bar{X}_w)^2}{n} + \frac{\sum_{i=1}^{n} w_i(y_i - \bar{Y}_w)^2}{n}} \tag{5-6}$$

式中，w_i 为要素 i 的权重；$\{\bar{X}_w, \bar{Y}_w\}$ 表示加权平均中心。

5.1.2.2　标准差椭圆

测量一组点或区域的趋势的一种常用方法便是分别计算 x 和 y 方向上的标准距离。这两个测量值可用于定义一个包含所有要素分布的椭圆的轴线。由于该方法是由平均中心作为起点对 x 坐标和 y 坐标的标准差进行计算，从而定义椭圆的轴，因此该椭圆被称为标准差椭圆。利用该椭圆，可以查看要素的分布是不是狭长形的，并因此具有特定方向。

标准差椭圆工具可以为每个案例（案例分组字段参数）都创建一个包含椭圆面的新输出要素类。这些椭圆面的属性值包括平均中心的 x 和 y 坐标、两个标准距离（长轴和短轴）以及椭圆的方向。如果提供了案例分组字段，同时也会将此字段添加到输出要素类。另外，基于欧式距离或曼哈顿距离的计算需要投影数据来准确测量距离。

如果要素的基础空间模式集中于中心且朝向外围的要素较少（一种空间的正态分布），则一个标准差椭圆面约包含聚类中 68%的要素，两个标准差椭圆面约包含聚类中 95%的要素，三个标准差椭圆面约包含聚类中 99%的要素。“旋转”输出字段中的值表示从顶点开始按顺时针方向对长轴测量的旋转度。

前面提到的案例分组字段用于在进行分析前将要素分组。如果指定了案例分组字段，会首先根据案例分组字段值对输入要素进行分组，然后再计算每组的标准差椭圆。对于线和面要素，会在距离计算中使用要素质心。对于多点、折线或由多部分组成的面，使用所有要素部分的加权平均中心来计算质心。点要素的加权项是 1，线要素的加权项是长度，而面要素的加权项是面积。

标准差椭圆可表示为式（5-7）：

$$SDE_x = \sqrt{\frac{\sum_{i=1}^{n}(x_i - \bar{X})^2}{n}},\ SDE_y = \sqrt{\frac{\sum_{i=1}^{n}(y_i - \bar{Y})^2}{n}} \tag{5-7}$$

式中，x_i 和 y_i 为要素 i 的坐标；$\{\bar{X},\ \bar{Y}\}$ 表示要素的平均中心；n 为要素总数。

旋转角计算如式（5-8）~式（5-11）所示：

$$\tan\theta = \frac{A+B}{C} \tag{5-8}$$

$$A = \sum_{i=1}^{n}\tilde{x}_i^2 - \sum_{i=1}^{n}\tilde{y}_i^2 \tag{5-9}$$

$$B = \sqrt{\left(\sum_{i=1}^{n}\tilde{x}_i^2 - \sum_{i=1}^{n}\tilde{y}_i^2\right)^2 + 4\left(\sum_{i=1}^{n}\tilde{x}_i\tilde{y}_i\right)^2} \tag{5-10}$$

$$C = 2\sum_{i=1}^{n}\tilde{x}_i\tilde{y}_i \tag{5-11}$$

式中，$\tilde{x}_i$ 和 $\tilde{y}_i$ 为 x、y 坐标与平均中心的偏差。

x 轴与 y 轴的标准差可表示为式（5-12）：

$$\delta_x = \sqrt{\frac{\sum_{i=1}^{n}(\tilde{x}_i\cos\theta - \tilde{y}_i\sin\theta)^2}{n}},\ \delta_y = \sqrt{\frac{\sum_{i=1}^{n}(\tilde{x}_i\sin\theta - \tilde{y}_i\cos\theta)^2}{n}} \tag{5-12}$$

5.2 三甲医院的空间形态

5.2.1 三甲医院空间分布的中心趋势

三甲医院的平均中心坐标为（114.6748，33.0381），位于河南省驻马店市的东北部，它的中位数中心坐标为（114.9520，32.4971），位于河南省信阳市的北部，两者的距离虽近但并不重叠，三甲医院的平均中心要比其中位数中心偏北。相对于中位数中心，平均中心更容易受到极值（异常值）的影响，位于北方的北京拥有全国数量最多的三甲医院（30 家），同时直辖市天津也拥有相对多数量的三甲医院（17 家），但北方其他地区的三甲医院数量普遍较少。因此，当我们必须要一个对于空间异常值反应比较稳健的中心趋势的度量值时，可以考虑使用中位数中心。

5.2.2　三甲医院空间分布的离散程度

三甲医院的标准距离是 1016.94 千米。以（114.6748，33.0381）的位置即河南省驻马店市的东北部为圆心、以 1016.94 千米为半径扩展出去的圆可以囊括中国约 68%的三甲医院。中国的三甲医院更多地集中在中东部，与东西部经济呈梯度式发展模式相适应。这里包含了京津冀区域，环渤海区域，长江三角洲区域，山西、河南、安徽、湖北、江西、湖南等中部地带，以及重庆、四川、陕西、甘肃等少部分西部地区的城市。

利用标准差椭圆分析法对中国三甲医院空间布局进行进一步分析。具体地，三甲医院在空间分布上呈东北—西南走向，以 0.30 为扁率的椭圆囊括了中国近 68%的三甲医院（见表 5-1）。此方向与中国人口分界线（胡焕庸线）的方向一致，加之此方向上高密度的交通网，使得这个方向上三甲医院布局的密度也较高。

表 5-1　中国三类医院标准差椭圆分析参数结果

医院类型	中心坐标	长半轴/千米	短半轴/千米	方位角	扁率
三甲医院	（114.6748，33.0381）	1173.19	816.03	47.9557	0.30
三级医院	（114.9442，33.4362）	1193.41	817.14	48.5546	0.32
二级医院	（113.5119，33.7987）	1354.51	870.27	66.3359	0.36

5.3 三级医院的空间形态

5.3.1 三级医院空间分布的中心趋势

三级医院的平均中心坐标为（114.9442，33.4362），位于河南省周口市的南部，它的中位数中心坐标为（115.1982，33.2585），位于河南省周口市的东南方，两者的位置非常接近，三级医院的平均中心在其中位数中心的西北方向。陕西西安（30家）、河南郑州（15家）、内蒙古呼和浩特（11家）、新疆乌鲁木齐（10家）等西北方向上拥有较多数量三级医院的城市均具有一定的拉动作用。总体来说，西北方向上地级城市的三级医院数量差距很大，基本集中在各个省份的省会城市，而东部、南部城市的三级医院数量的差距并不会像西北方向那样表现得如此显著。

5.3.2 三级医院空间分布的离散程度

三级医院的标准距离是1029.73千米。以（114.9442，33.4362）的位置即河南省周口市南部为圆心、以1029.73千米为半径扩展出去的圆可以囊括中国约68%的三级医院。这比三甲医院的标准距离稍长，说明三级医院空间分布的离散程度更大。中国的三级医院也集中在中东部，同样与东西部经济呈梯度式发展模式相适应。

在标准差椭圆分析法中，中国三级医院在空间分布上的方向也呈东北—西南走向，以0.32为扁率的椭圆囊括了中国近68%的三级医院。与标准距离的测度相同，三级医院空间分布的标准差椭圆测度其离散程度比三甲医院稍大。

5.4　二级医院的空间形态

5.4.1　二级医院空间分布的中心趋势

二级医院的平均中心坐标为（113.5119，33.7987），位于河南省许昌市的西南部，它的中位数中心坐标为（114.1179，33.5645），位于河南省漯河市的东南方，两者的位置相距较远，二级医院的平均中心同样在其中位数中心的西北方向。其中，西北方向上的陕西各市起到很大的作用，西安（131家）、渭南（62家）、咸阳（61家）、汉中（42家）、榆林（37家）等城市都拥有较多数量的二级医院。

总之，三甲医院、三级医院以及二级医院的平均中心均位于其中位数中心偏北的位置。北方拥有较多高质量医院的城市很少，基本都是经济相对发达、人口相对密集、基础设施相对良好以及城市建设相对高级的省会城市。毋庸置疑，这些突出的“极值”推动了平均中心的北移。

5.4.2　二级医院空间分布的离散程度

二级医院的标准距离是1147.46千米。这比三级医院的标准距离更长，表示二级医院空间分布的离散程度较大。以（113.5119，33.7987）的位置即河南省许昌市西南部为圆心、以1147.46千米为半径扩展出去的圆可以囊括中国约68%的二级医院。中国的二级医院也同样集中在中国中东部，与中国东西部经济呈梯度式发展模式相适应。

在标准差椭圆分析法中，中国二级医院在空间分布上的方向同样呈东北—西南走向，以0.36为扁率的椭圆囊括了中国近68%的二级医院。与标准距离的测度相同，二级医院空间分布的标准差椭圆测度其离散程度最大。

总体而言，中国约68%的三甲医院、三级医院、二级医院都集中在中东部地区，这里汇集了中国近65.76%的人口，更是中国经济、文化高度发展的集中地。同时，随着医院等级的降低，其空间分布的离散程度也随之扩大。在三种类型的医院中，三甲医院的空间分布更集中，而全国各地尤其是西部偏远地区拥有的三甲医院高级医疗资源相对匮乏。

第 6 章　邻近性视角下中国医院空间格局研究

我国作为世界上最大的发展中国家，目前正在进行大规模、深层次的医疗改革，由于医疗服务的提供通常受到自然地理条件以及政治、经济、社会等因素的制约，我国存在医疗服务资源空间配置不均衡的现象，医疗资源配置的空间性问题非常突出。国家层面高度关注这种空间不均衡，国务院出台的《全国医疗卫生服务体系规划纲要（2015—2020 年）》认为，医疗资源布局不合理，影响医疗卫生服务提供的公平与效率。《中共中央、国务院关于深化医疗卫生体制改革的意见》明确指出：中国城乡和区域医疗卫生事业发展不平衡，资源配置极不合理。中国三级医院，尤其是三级甲等医院属于中国精英医院，代表中国优质的医疗资源。本章从空间邻近性视角分别研究中国二级医院、中国三级医院以及中国三甲医院的空间分布形态及其影响因素。使用探索性空间数据分析（如全局和局部自相关）和空间计量模型（空间滞后和空间误差模型）进行归因分析。

6.1　研究方法

6.1.1　探索性空间数据分析

第 4 章已详细介绍了探索性空间数据分析方法，在此结合研究内容，采用该方法探索中国二级医院、中国三级医院和中国三甲医院的空间格局。主要采用的是空间自相关及其相关检验，以及用于判定中国二级医院、中国三级医院和中国三甲医院空间分布形态的空间分析的分析方法。

全局空间自相关一般使用全局莫兰指数量测，计算公式为

$$I = \frac{n \sum_{i} \sum_{j} W_{ij}(X_i - \bar{X})(X_j - \bar{X})}{(\sum_{i} \sum_{j} W_{ij}) \sum_{i} (X_i - \bar{X})^2} \tag{6-1}$$

式中，n 为研究区内地区总数，包括中国所有地级单元；X_i 和 X_j 为区域 i 和区域 j 的医院数量；W_{ij} 为空间权重矩阵，空间相邻为 1，不相邻为 0；$\bar{X}$ 为医院数量的平均值。

对全局莫兰指数结果进行统计检验，通常采用 Z 检验。

局部自相关的计算公式如式（6-2）和式（6-3）所示：

$$I_i = \frac{(x_i - \bar{x})}{s_i^2} \times \sum w_{ij}(x_j - \bar{x}) \tag{6-2}$$

$$s_i^2 = \frac{\sum_{j,\ j \neq i} (x_j - \bar{x})^2}{n - 1} \tag{6-3}$$

式中，I_i 代表区域 i 的 LISA 值；x_j 为与区域 i 邻近的区域 j 的医院数量；s_i^2 为区域 i 邻近的区域 j 的医院数量的变异数；w_{ij} 为邻近权重；$\bar{x}$ 为所有区域医院数量的平均数。

6.1.2 空间误差模型和空间滞后模型

传统的回归采用 OLS 方法进行模型估计，要求数据满足正态性、方差齐性、独立性的假定。但由于地理上的空间差异，研究区域在空间上缺乏同质性，从而不能满足方差齐性的假定前提。同时，由于各区域之间不是独立的，而是相互开放的，必然存在资源的流动，从而不能满足独立性的假定前提。因此，空间效应的存在导致 OLS 估计存在偏差，而空间计量模型可以通过地理位置与空间联系建立统计与计量关系加以弥补，为揭示区域差异及其影响因素提供了新的研究视角和分析工作。本章主要应用空间常系数回归模型——空间误差模型和空间滞后模型。

6.1.2.1 空间误差模型

如果某一地区的被解释变量还受一组局域特征及忽略掉的在地理空间

上相关的某些重要变量（称其误差项）影响，那么SEM则反映了被解释变量受其他地区相互依赖的随机误差冲击的影响。公式如式（6-4）、式（6-5）所示：

$$y = X\beta + \mu \tag{6-4}$$

$$\mu = \lambda W\mu + \varepsilon,\ \varepsilon \sim N(0, \sigma^2 I_n) \tag{6-5}$$

对式（6-5）移项可得

$$\mu = (I_n - \lambda W)^{-1}\varepsilon \tag{6-6}$$

代入式（6-4）可得

$$y = X\beta + (I_n - \lambda W)^{-1}\varepsilon \tag{6-7}$$

该模型的误差项方差为

$$\begin{aligned}\Omega = E(uu') &= E\{(I_n - \lambda W)^{-1}\varepsilon[(I_n - \lambda W)^{-1}\varepsilon]'\} \\ &= \sigma^2\{(I_n - \lambda W)^{-1}[(I_n - \lambda W)^{-1}]'\}\end{aligned} \tag{6-8}$$

式中，μ 表示空间自相关误差项；λ 表示空间误差项自回归系数，度量样本观察值的误差项对被解释变量的影响程度。

空间滞后模型估计方法——最大似然估计法。在SEM模型中，OLS估计是无偏的但不是有效的，矩估计不能严格满足大数定律，更多地选择最大似然估计法完成参数估计。

最大似然估计函数：

$$\begin{aligned}L(\theta) = &-\frac{n}{2}\ln(2\pi\sigma^2) + \ln|I_n - \lambda W| \\ &-\frac{1}{2\sigma^2}[(I_n - \lambda W)(y - X\beta)]'[(I_n - \lambda W)(y - X\beta)]\end{aligned} \tag{6-9}$$

最大似然估计法对β和σ^2的估计与广义最小二乘法的估计相同，区别在于最大似然估计法给出了另一种估计 λ 的方法。由于在实际操作中，λ 的估计量的计算量非常大，一般需要牛顿—拉夫逊方法或牛顿迭代法来估计参数，从而使得结果更为优化。

检验方法主要包括沃尔德检验（Wald's test）、似然比检验（likelihood ratio test）和拉格朗日乘子检验（Lagrange multiplier test）。三种检验方法公式如式（6-10）~式（6-12）所示：

沃尔德检验：

$$WT_{\lambda} = \lambda^2 \left[\mathrm{tr}(\boldsymbol{B}^2) + \mathrm{tr}(\boldsymbol{B}'\boldsymbol{B}) - \frac{2}{n}(\mathrm{tr}\boldsymbol{B})^2 \right] \sim \chi^2(1) \tag{6-10}$$

式中，λ 为最大似然估计值。

似然比检验：

$$LR_{\lambda} = n[\ln(\sigma_0^2) - \ln(\sigma_1^2)] + 2\ln|\boldsymbol{I}_n - \lambda \boldsymbol{W}| \sim \chi^2(1) \tag{6-11}$$

式中，σ_0^2 为 H_0（$\lambda = 0$ 时估计的 σ^2）；σ_1^2 为 H_1（$\lambda \neq 0$ 时估计的 σ^2）。

拉格朗日乘子检验：

$$LM_{\lambda} = \frac{(ne'\boldsymbol{W}e/e'e)^2}{\mathrm{tr}[(\boldsymbol{W} + \boldsymbol{W}')\boldsymbol{W}]} \sim \chi^2(1) \tag{6-12}$$

6.1.2.2 空间滞后模型

空间滞后模型主要探讨被解释变量 y 在一个地区是否受其周边地区被解释变量的影响（空间溢出效应），模型设定如式（6-13）所示：

$$y = \rho \boldsymbol{W} y + \boldsymbol{X}\beta + \varepsilon,\ \varepsilon \sim N(0,\ \sigma^2 \boldsymbol{I}_n) \tag{6-13}$$

移项可将式（6-13）简化为

$$y = (\boldsymbol{I}_n - \rho \boldsymbol{W})^{-1} \boldsymbol{X}\beta + (\boldsymbol{I}_n - \rho \boldsymbol{W})^{-1} \varepsilon \tag{6-14}$$

当 $|\rho|<1$ 时，

$$y=(\boldsymbol{I}_n+\rho\boldsymbol{W}+\rho^2\boldsymbol{W}^2+\cdots)\boldsymbol{X}\beta+(\boldsymbol{I}_n+\rho\boldsymbol{W}+\rho^2\boldsymbol{W}^2+\cdots)\varepsilon \tag{6-15}$$

$$E(y)=(\boldsymbol{I}_n-\rho\boldsymbol{W})^{-1}\boldsymbol{X}\beta \tag{6-16}$$

空间滞后的产生：

$$y_t=\rho\boldsymbol{W}y_{t-1}+\boldsymbol{X}+\varepsilon_t \tag{6-17}$$

$$y_t=\rho\boldsymbol{W}(\rho\boldsymbol{W}y_{t-2}+\boldsymbol{X}+\varepsilon_{t-1})y_{t-1}+\boldsymbol{X}+\varepsilon_t \tag{6-18}$$

$$y_t=(\boldsymbol{I}_n+\rho\boldsymbol{W}+\rho^2\boldsymbol{W}^2+\cdots+\rho^r\boldsymbol{W}^r)\boldsymbol{X}+\rho^{r+1}\boldsymbol{W}^{r+1}y_{t-r-1}+u \tag{6-19}$$

其中，

$$u=\varepsilon_t+\rho\boldsymbol{W}\varepsilon_{t-1}+\cdots+\rho^r\boldsymbol{W}^r\varepsilon_{t-r} \tag{6-20}$$

从而当 $|\rho|<1$ 且所有 $E(\varepsilon_{t-k})=0$；$k=0,1,\cdots,r$ 时，

$$\lim_{q\to\infty}E(y)=(\boldsymbol{I}_n-\rho\boldsymbol{W})^{-1}\boldsymbol{X}\beta \tag{6-21}$$

式中，$\boldsymbol{W}$ 表示区域的空间权重矩阵；β 为回归系数，反映了解释变量变化对被解释变量的影响；ρ 为空间滞后自回归系数，用来度量地理上的邻近地区被解释变量的空间溢出效应；$\boldsymbol{X}$ 为解释变量；ε 为随机扰动项，服从独立同分布。

空间滞后模型的估计方法主要包括最大似然估计、空间两阶段最小二乘（2SLS）估计。

（1）最大似然估计

最大似然估计主要利用已知的样本结果信息，反推最有可能（最大概率）导致这些样本结果出现的模型参数值。对数似然函数为

$$\ln L(\beta,\rho,\sigma^2|y,\boldsymbol{X})=-\frac{n}{2}\ln(2\pi\sigma^2)+\ln|\boldsymbol{I}_n-\rho\boldsymbol{W}|$$

$$-\frac{1}{2\sigma^2}[(\boldsymbol{I}_n-\rho\boldsymbol{W})y-\boldsymbol{X}\beta]'[(\boldsymbol{I}_n-\rho\boldsymbol{W})y-\boldsymbol{X}\beta] \tag{6-22}$$

$$g(\theta)=\begin{pmatrix}\sigma^{-2}\boldsymbol{X}'((\boldsymbol{I}_n-\rho\boldsymbol{W})y-\boldsymbol{X}\beta)\\ -\frac{n}{2}\sigma^{-2}+\frac{1}{2}\sigma^{-4}[(\boldsymbol{I}_n-\rho\boldsymbol{W})y-\boldsymbol{X}\beta]'[(\boldsymbol{I}_n-\rho\boldsymbol{W})y-\boldsymbol{X}\beta]\\ -\mathrm{tr}[(\boldsymbol{I}_n-\rho\boldsymbol{W})^{-1}\boldsymbol{W}]+\sigma^{-2}[(\boldsymbol{I}_n-\rho\boldsymbol{W})y-\boldsymbol{X}\beta]'\boldsymbol{W}y\end{pmatrix} \tag{6-23}$$

令$\boldsymbol{I}_n-\rho\boldsymbol{W}=\boldsymbol{A}$，$\boldsymbol{A}y-\boldsymbol{X}\beta=r$，$\boldsymbol{B}=\boldsymbol{W}\boldsymbol{A}^{-1}$，则海塞矩阵为

$$\boldsymbol{H}=\sigma^{-2}\begin{pmatrix}-\boldsymbol{X}'\boldsymbol{X} & -\sigma^{-2}\boldsymbol{X}'r & -\boldsymbol{X}'\boldsymbol{W}y\\ -\sigma^{-2}r'\boldsymbol{X} & \frac{n}{2}\sigma^{-2}-\sigma^{-4}r'r & -\sigma^{-2}r'\boldsymbol{W}y\\ -y'\boldsymbol{W}'\boldsymbol{X} & -\sigma^{-2}y'\boldsymbol{W}'r & -\mathrm{tr}(\boldsymbol{B}^2)\sigma^2-y'\boldsymbol{W}'\boldsymbol{W}y\end{pmatrix} \tag{6-24}$$

海塞矩阵的期望为

$$E(\boldsymbol{H})=\begin{pmatrix}-\sigma^{-2}\boldsymbol{X}'\boldsymbol{X} & 0_{k\times1} & -\sigma^{-2}\boldsymbol{X}'\boldsymbol{B}\boldsymbol{X}\beta\\ 0_{1\times k} & -\frac{n}{2}\sigma^{-4} & -\sigma^{-2}\mathrm{tr}\boldsymbol{B}\\ -\sigma^{-2}\beta'\boldsymbol{X}'\boldsymbol{B}'\boldsymbol{X} & -\sigma^{-2}\mathrm{tr}\boldsymbol{B} & -\mathrm{tr}(\boldsymbol{B}^2)-\mathrm{tr}(\boldsymbol{B}'\boldsymbol{B})-\sigma^{-2}\beta'\boldsymbol{X}'\boldsymbol{B}'\boldsymbol{B}\boldsymbol{X}\beta\end{pmatrix} \tag{6-25}$$

信息矩阵为

$$\boldsymbol{I}(\theta)=-E(\boldsymbol{H})=\begin{pmatrix}\sigma^{-2}\boldsymbol{X}'\boldsymbol{X} & 0_{k\times1} & \sigma^{-2}\boldsymbol{X}'\boldsymbol{B}\boldsymbol{X}\beta\\ 0_{1\times k} & \frac{n}{2}\sigma^{-4} & \sigma^{-2}\mathrm{tr}\boldsymbol{B}\\ \sigma^{-2}\beta'\boldsymbol{X}'\boldsymbol{B}'\boldsymbol{X} & \sigma^{-2}\mathrm{tr}\boldsymbol{B} & \mathrm{tr}(\boldsymbol{B}^2)+\mathrm{tr}(\boldsymbol{B}'\boldsymbol{B})+\sigma^{-2}\beta'\boldsymbol{X}'\boldsymbol{B}'\boldsymbol{B}\boldsymbol{X}\beta\end{pmatrix} \tag{6-26}$$

（2）空间 2SLS 估计

空间 2SLS 估计是将因变量的空间滞后项 $\boldsymbol{W}y$ 看成一个自变量，令 $\boldsymbol{Z}=[\boldsymbol{X}, \boldsymbol{W}y]$，$\delta=[\beta, \rho]'$，则方程可改写为 $y=\boldsymbol{Z}\delta+\varepsilon$。由于空间滞后项 $\boldsymbol{W}y$ 导致了内生性，即

$$E[(\boldsymbol{W}y)'\varepsilon]=E\{[\boldsymbol{W}(\boldsymbol{I}_n-\rho\boldsymbol{W})^{-1}\boldsymbol{X}\beta+\boldsymbol{W}(\boldsymbol{I}_n-\rho\boldsymbol{W})^{-1}\varepsilon]'\varepsilon\}$$
$$=E[\varepsilon'(\boldsymbol{I}_n-\rho\boldsymbol{W})^{-1}\boldsymbol{W}'\varepsilon] \quad (6-27)$$

因此，需要找到一个工具变量 $\boldsymbol{Q}$ 同时满足式（6-28）~式（6-30）：

$$\text{plim}\left(\frac{1}{n}\boldsymbol{Q}'\varepsilon\right)=0 \quad (6-28)$$

$$\text{plim}\left(\frac{1}{n}\boldsymbol{Q}'\boldsymbol{Z}\right)=\boldsymbol{H}_{QZ} \quad (6-29)$$

式中，$\text{rank}(\boldsymbol{H}_{QZ})=\text{rank}(\boldsymbol{Z})$。

$$\text{plim}\left(\frac{1}{n}\boldsymbol{Q}'\boldsymbol{Q}\right)=\boldsymbol{H}_{QQ} \quad (6-30)$$

式中，$\boldsymbol{H}_{QQ}$ 满秩。

由于

$$E(\boldsymbol{W}y|\boldsymbol{X})=\boldsymbol{W}(\boldsymbol{I}_n-\rho\boldsymbol{W})^{-1}\boldsymbol{X}\beta \quad (6-31)$$

$$(\boldsymbol{I}_n-\rho\boldsymbol{W})^{-1}=\boldsymbol{I}_n+\rho\boldsymbol{W}+\rho^2\boldsymbol{W}^2+\cdots=\sum_{k=0}^{\infty}\rho^k\boldsymbol{W}^k \quad (6-32)$$

因此，

$$E(\boldsymbol{W}y|\boldsymbol{X})=\sum_{k=0}^{\infty}\rho^k\boldsymbol{W}^{k+1}\boldsymbol{X}\beta \quad (6-33)$$

即 $\boldsymbol{WX}$、$\boldsymbol{W}^2\boldsymbol{X}$ 和 $\boldsymbol{X}$ 等的各阶空间滞后变量都可以选取为 $\boldsymbol{W}y$ 的工具变量。一般选取 $\boldsymbol{Q}=(\boldsymbol{X},\boldsymbol{WX})$ 或者 $Q=(\boldsymbol{X},\boldsymbol{WX},\boldsymbol{W}^2\boldsymbol{X})$。

在选取工具变量 $\boldsymbol{Q}$ 后，就是经典的两阶段最小二乘估计：

$$\hat{\boldsymbol{Z}} = \boldsymbol{Q}(\boldsymbol{Q}'\boldsymbol{Q})^{-1}\boldsymbol{Q}'\boldsymbol{Z} \tag{6-34}$$

$$\hat{\delta} = (\hat{\boldsymbol{Z}}'\hat{\boldsymbol{Z}})^{-1}\hat{\boldsymbol{Z}}'y \tag{6-35}$$

$$\hat{\sigma}^2 = \frac{e'e}{n} \tag{6-36}$$

$$\hat{\mathrm{var}}(\hat{\delta}) = \hat{\sigma}^2[\boldsymbol{Z}'\boldsymbol{Q}(\boldsymbol{Q}'\boldsymbol{Q})^{-1}\boldsymbol{Q}'\boldsymbol{Z}]^{-1} \tag{6-37}$$

使用工具变量法估计空间滞后模型相比最大似然估计计算量小很多，因此当样本量很大时，通常选择这种估计方法（于瀚辰等，2018）。

检验方法主要包括沃尔德检验、似然比检验和拉格朗日乘子检验。三种检验方法如式（6-38）~式（6-40）所示：

沃尔德检验：

$$WT_\rho = \rho^2\left\{\mathrm{tr}(\boldsymbol{B}^2) + \mathrm{tr}(\boldsymbol{B}'\boldsymbol{B}) - \frac{2}{n}(\mathrm{tr}\boldsymbol{B})^2 + \sigma^{-2}\beta'\boldsymbol{X}'\boldsymbol{B}'[\boldsymbol{I}_n - \boldsymbol{X}(\boldsymbol{X}'\boldsymbol{X})^{-1}\boldsymbol{X}']\boldsymbol{BX}\beta\right\} \sim \chi^2(1) \tag{6-38}$$

式中，β、σ^2、ρ 为最大似然估计值。

似然比检验：

$$LR_\rho = n[\ln(\sigma_0^2) - \ln(\sigma_1^2)] + 2\ln|\boldsymbol{I}_n - \rho\boldsymbol{W}| \sim \chi^2(1) \tag{6-39}$$

式中，σ_0^2 为 H_0($\rho = 0$ 时估计的 σ^2)；σ_1^2 为 H_1($\rho \neq 0$ 时估计的 σ^2)。

拉格朗日乘子检验：

$$LM_\rho = \frac{(ne'\boldsymbol{W}y/e'e)^2}{\mathrm{tr}[(\boldsymbol{W} + \boldsymbol{W}')\boldsymbol{W}] + n(\boldsymbol{WX}\beta)'[\boldsymbol{I}_n - \boldsymbol{X}(\boldsymbol{X}'\boldsymbol{X})^{-1}\boldsymbol{X}'](\boldsymbol{WX}\beta)/e'e} \sim \chi^2 \tag{6-40}$$

式中，e 为 $y = \rho\boldsymbol{W}y + \boldsymbol{X} + \varepsilon$ 通过 OLS 回归得到的残差。

6.2　基于邻近性视角的中国二级医院空间格局研究

6.2.1　中国二级医院数量的空间分布和趋势分析

本书通过中国医院等级查询系统获得中国二级医院数据（未包括香港特别行政区、澳门特别行政区和台湾省）。截至2017年12月31日，中国共收录二级医院5949家。从城市层面来看，共有12个城市拥有50家以上的二级医院，涵盖北京、上海、重庆3个直辖市，西安、昆明、成都3个省会城市以及6个非省会城市。其中，上海、西安、大连最多，分别有195家、131家、114家，其余依次为昆明（84家）、北京（79家）、成都（78家）、重庆（77家）、抚顺（76家）、青岛（71家）、渭南（62家）、咸阳（61家）、保定（51家）；348个城市拥有1家及以上的二级医院，占全部地级市总数的96.4%，13个城市没有二级医院。有4个省会城市拥有的二级医院数量不超过10家，分别是西宁（9家）、兰州（8家）、海口（4家）、拉萨（3家）。从省级层面来看，拥有200家以上三级医院的省份共有13个，分别为辽宁（581家）、陕西（452家）、河北（329家）、山东（321家）、云南（319家）、四川（303家）、广东（273家）、江苏（252家）、湖北（233家）、吉林（233家）、湖南（224家）、内蒙古（205家）、河南（201家）。从区域层面来看，东部沿海10个省份共有1803家，东北三省共有959家，中部地区6个省份共有1131家，西部地区12个省份共有2056家。

6.2.2　中国二级医院的探索性空间数据分析

6.2.2.1　全局自相关与局部自相关

中国二级医院在地级单元上的全局莫兰指数为0.1221且结果显著（在1%的置信水平下）（见表6-1），充分说明了中国二级医院在地级市上的聚集程度较高，其分布具有非随机性。它遵循着“二级医院数量较多的城市在地理位置上相对邻近，而二级医院数量较少的城市也集聚在一起”的集聚规律。表 6-2 显示了其局部空间自相关的聚类现象。京津冀地区、东北部的辽宁、吉林部分城市以及陕西大部分城市的二级医院分布都呈现出显著的高—高聚集模式，广东湛江、广西钦州和海南的二级医院则呈现出明显的低—低自相关，低—高模式与高—低模式的城市均仅有 1 个，分别是浙江舟山与四川成都，这说明舟山与周围城市相比具有较少的二级医院数量，而成都恰恰相反，它的二级医院数量远高于周围地区。具体地，高—高聚集模式的地级市有 30 个，低—低聚集模式的地级市有 20 个，详见图 6-1 和表 6-3。总体来说，中国二级医院的空间自相关性较为明显。

表 6-1　中国二级医院的全局莫兰指数汇总

汇总项目	数值
全局莫兰指数	0. 1221
方差	0. 0002
Z 值	9. 4735
P 值	0. 0000

表 6-2　中国二级医院在地级市中的分布情况　（单位：家）

序号	地级市	医院数量	序号	地级市	医院数量
1	上海市	195	51	本溪市	27
2	西安市	131	52	葫芦岛市	27
3	大连市	114	53	福州市	27
4	昆明市	84	54	佛山市	27
5	北京市	79	55	桂林市	27
6	成都市	78	56	长春市	26
7	重庆市	77	57	杭州市	26
8	抚顺市	76	58	临沂市	26
9	青岛市	71	59	大理白族自治州	26
10	渭南市	62	60	赤峰市	25
11	咸阳市	61	61	通辽市	25

续表

序号	地级市	医院数量	序号	地级市	医院数量
12	保定市	51	62	沈阳市	25
13	呼伦贝尔市	49	63	辽阳市	25
14	营口市	49	64	白城市	25
15	锦州市	48	65	南通市	25
16	丹东市	47	66	衡阳市	25
17	唐山市	45	67	南宁市	25
18	汉中市	42	68	喀什地区	25
19	沧州市	41	69	邢台市	24
20	红河哈尼族彝族自治州	41	70	太原市	24
21	天津市	40	71	盘锦市	24
22	吉林市	40	72	铁岭市	24
23	长沙市	40	73	徐州市	24
24	武汉市	39	74	南阳市	24
25	延边朝鲜族自治州	38	75	荆州市	24
26	鞍山市	37	76	岳阳市	24
27	榆林市	37	77	永州市	24
28	哈尔滨市	36	78	贵阳市	24
29	苏州市	36	79	楚雄彝族自治州	24
30	邯郸市	35	80	和田地区	24
31	银川市	35	81	呼和浩特市	23
32	通化市	34	82	牡丹江市	23
33	南京市	33	83	百色市	23
34	宝鸡市	33	84	凉山彝族自治州	23
35	延安市	33	85	遵义市	23
36	洛阳市	32	86	衡水市	22
37	襄阳市	32	87	淄博市	22
38	广州市	32	88	郴州市	22
39	东莞市	32	89	怀化市	22

续表

序号	地级市	医院数量	序号	地级市	医院数量
40	济宁市	31	90	阿克苏地区	22
41	郑州市	31	91	运城市	21
42	常德市	31	92	齐齐哈尔市	21
43	石家庄市	30	93	盐城市	21
44	张家口市	30	94	宿迁市	21
45	朝阳市	30	95	泉州市	21
46	株洲市	30	96	赣州市	21
47	临汾市	29	97	商丘市	21
48	济南市	29	98	宜昌市	21
49	阜新市	28	99	四平市	20
50	安康市	28	100	温州市	20

注：以二级医院数量位居前100的地级市为例。

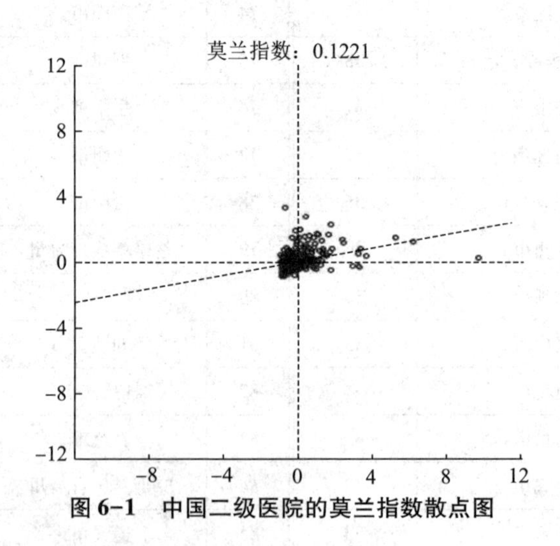

图6-1　中国二级医院的莫兰指数散点图

表6-3　中国各地级市二级医院空间高低聚集模式情况

聚集模式	数量/个	地级市名称
高—高	30	北京市、天津市、唐山市、保定市、张家口市、沧州市、沈阳市、大连市、鞍山市、抚顺市、本溪市、丹东市、营口市、锦州市、阜新市、辽阳市、盘锦市、朝阳市、葫芦岛市、吉林市、通化市、苏州市、青岛市、西安市、宝鸡市、咸阳市、渭南市、延安市、汉中市、安康市
低—低	20	湛江市、钦州市、海口市、三亚市、三沙市、儋州市、五指山市、琼海市、文昌市、万宁市、东方市、定安县、屯昌县、澄迈县、临高县、白沙黎族自治县、昌江黎族自治县、乐东黎族自治县、陵水黎族自治县、保亭黎族苗族自治县
低—高	1	舟山市
高—低	1	成都市

6.2.2.2　G统计量与热区分析

利用ArcGIS 10.2软件可以得到中国二级医院在地级市单元上的General G观测值为0.0434，Z值为2.8345，P值为0.0046，即Z值为正且显著（在1%的置信水平下），从全局范围来看，二级医院具有高值空间集聚的特征。从局部空间集聚特征（即热区与冷区）上看，更能证明中国二级医院在地级市上的集聚状态。中国二级医院的局部热区统计如表6-4所示。

表6-4　中国二级医院分布的局部热区统计

冷区与热区类别	地级市数量/个	地级市
冷区—99%置信水平	26	湛江市、茂名市、阳江市、北海市、防城港市、钦州市、玉林市、海口市、三亚市、三沙市、儋州市、五指山市、琼海市、文昌市、万宁市、东方市、定安县、屯昌县、澄迈县、临高县、白沙黎族自治县、昌江黎族自治县、乐东黎族自治县、陵水黎族自治县、保亭黎族苗族自治县、琼中黎族苗族自治县
冷区—95%置信水平	18	阿拉善盟、珠海市、江门市、云浮市、南宁市、贵港市、崇左市、武威市、张掖市、西宁市、海东市、海北藏族自治州、黄南藏族自治州、克拉玛依市、伊犁哈萨克自治州、塔城地区、石河子市、胡杨河市

续表

冷区与热区类别	地级市数量/个	地级市
冷区—90%置信水平	15	梧州市、拉萨市、昌都市、林芝市、兰州市、嘉峪关市、金昌市、临夏回族自治州、海南藏族自治州、乌鲁木齐市、昌吉回族自治州、博尔塔拉蒙古自治州、阿克苏地区、五家渠市、双河市
热区—90%置信水平	19	石家庄市、保定市、大同市、阳泉市、晋城市、朔州市、晋中市、锡林郭勒盟、舟山市、济南市、淄博市、德州市、济源市、广元市、南充市、咸阳市、榆林市、平凉市、庆阳市
热区—95%置信水平	23	北京市、张家口市、沧州市、廊坊市、运城市、临汾市、吕梁市、松原市、白城市、青岛市、滨州市、三门峡市、十堰市、神农架林区、达州市、巴中市、西安市、铜川市、渭南市、延安市、汉中市、安康市、商洛市
热区—99%置信水平	29	天津市、唐山市、秦皇岛市、承德市、赤峰市、通辽市、沈阳市、大连市、鞍山市、抚顺市、本溪市、丹东市、锦州市、营口市、阜新市、辽阳市、盘锦市、铁岭市、朝阳市、葫芦岛市、长春市、吉林市、四平市、辽源市、通化市、白山市、东营市、烟台市、威海市

中国二级医院数量在99%的置信水平下的热区主要分布在环渤海地区、中国东北地区的偏南部区域，集中在山东的烟台、威海，河北的唐山、承德，内蒙古的赤峰、通辽以及辽宁的大连、丹东等城市，呈现较大规模片状式聚集的格局特征；在90%、95%置信水平下的热区主要分布在内蒙古的锡林郭勒以及陕西、山西、河南的部分城市。这些地区本身及其周边地区均有较高数量的二级医院分布，因此对上述总体空间正自相关特征起到了重要作用。另外，冷区主要分布在新疆北部、内蒙古的阿拉善盟、甘肃大部分城市以及中国南部的海南和广西、广东的部分城市。在90%、95%、99%置信水平下的冷区共有59个地区，占全国地级单位总数的16.16%，比热区（71个）占比（19.45%）稍低。大部分地区则表现为不显著区域。

6.2.3 中国二级医院分布的影响因素和空间效应

二级医院是一般可以向多个社区提供综合医疗卫生服务和承担一定教学、科研任务的地区性医院。通常情况下，二级医院的空间分布总会受到政治、历史、地理、经济、社会各方面因素的共同影响。因此，我们选取城市级别、医学院数、海拔和土地面积分别表示影响二级医院空间分布数量的政治因素、历史因素和地理因素，其中城市级别设为虚拟变量，若为直辖市、省会城市、计划单列市则计为1，否则为0，各地区相应变量至少在一定时期内保持稳定；同时选取2017年各地区生产总值、常住人口、人均生产总值、人口密度、城镇化率等变量作为经济因素和社会因素的反映。为降低模型设定的偏误，以是否纳入常住人口变量为标准，进行两次OLS回归分析（见表6-5）。在包含常住人口变量的OLS（1）中，分别将城镇化率、地区生产总值、人口密度、城市级别、医学院数、海拔纳入模型范围。结果表明，地区生产总值、城镇化率、常住人口和人口密度4个变量均在10%的置信水平下显著，并且前三者回归系数均为正值，符合模型设定的预期要求。换言之，经济体量和城镇化发展水平越高，人口规模越大，该地区二级医院的分布数量也就越多。但人口密度的回归系数在5%的置信水平下显著为负，这与预期不符。可能的原因是，单位面积上的人口增多会对二级医院的规模扩张产生阻碍作用。在不含常住人口变量的OLS（2）中，将其余所有变量纳入分析模型，结果显示新增变量中仅有人均生产总值显著，其他变量的显著性与第一次回归结果类似。这表明城市级别、医学院数、海拔与土地面积对地区二级医院分布数量的影响极为有限。由于二级医院的规模、医疗资源标准相对较低，为满足各地区的人们能够实现临近就医的需求与便利，各个地区的二级医院数量并不会由于各个城市的发展规划和地理形态而受到巨大影响。

表 6-5　中国二级医院分布的影响因素（OLS）

变量	OLS（1）		OLS（2）		OLS（3）	
	估计量	标准误	估计量	标准误	估计量	标准误
截距项	0.6615	3.5317	8.7528	3.1629	1.8956	3.0326
地区生产总值	0.0009*	0.0005	0.0037***	0.0004	0.0022***	0.0005
城镇化率	0.1003*	0.0573	0.1722***	0.0664	0.1736***	0.0621
城市级别	0.6689	3.8717	3.4177	3.9963	—	—
医学院数	2.6991	1.7124	1.0585	1.7810	—	—
常住人口	0.0244***	0.0042	—	—	0.0189***	0.0046
人口密度	-0.0046**	0.0019	-0.0054***	0.0019	-0.0058***	0.0018
海拔	0.0005	0.0010	-0.0014	0.0011	—	—
人均生产总值	—	—	-0.0002***	3.4e-005	-8.5e-005**	3.7e-005
土地面积	—	—	2.6e-005	1.7e-005	—	—
R^2	0.4488	0.4308	0.4499			
AIC	2949.71	2963.35	2944.95			
Moran's I(error)	8.1287***	8.0362***	8.0571***			
LM(lag)	38.8048***	45.5900***	34.6382***			
robust LM(lag)	0.0011	0.6094	0.0522			
LM(error)	60.1504****	58.0427***	59.8115***			
robust LM(error)	21.3467****	13.1432***	25.2254***			

注：*** 表示 1%的显著性水平，** 表示 5%的显著性水平，* 表示 10%的显著性水平；采用二值 Queen 邻接权重矩阵。

表 6-5 中，针对 OLS 回归模型的莫兰指数检验结果显示，估计残差存在显著的空间效应（在 1%的置信水平下），若直接采用 OLS 回归模型，虽然参数估计具有无偏一致性，但这并非有效估计。为此，通过（稳健的）LM 检验来确定空间效应的具体形式。由于 OLS 的 3 个模型中的 *robust LM*（*lag*）项均不显著，所以基于 OLS 模型选择构建相应的空间计量模型——SEM 模型（见表 6-6）。结果显示，模型 SEM（1）中城镇化率和人口密度不再显著，模型 SEM（2）中人口密度不显著但土地面积变显著，但由于这些变量的回归系数均很小，对模型总体的影响较小，而其他系数估计的显著性方面并无较大变化。另外，衡量误差项的系数 λ 均为显著正

值。这表明除已纳入模型的影响因素外，仍有其他具有空间效应的因素可以影响本地区二级医院的分布数量。

表 6-6　中国二级医院分布的影响因素和空间效应

变量	SEM（1）		SEM（2）		SEM（3）	
	估计量	标准误	估计量	标准误	估计量	标准误
截距项	1.0871	3.4283	7.3905**	3.2382	0.9878	3.0900
地区生产总值	0.0010*	0.0005	0.0036***	0.0004	0.0018***	0.0005
城镇化率	0.0708	0.0540	0.1519**	0.0629	0.1337**	0.0600
城市级别	1.6783	3.3805	4.1719	3.1667	—	—
医学院数	1.3074	1.4975	0.1112	1.5366	—	—
常住人口	0.0247***	0.0041	—	—	0.0213***	0.0045
人口密度	-0.0014	0.0019	-0.0017	0.0019	-0.0018	0.0018
海拔	5.2e-005	0.0014	-0.0022	0.0014	—	—
人均生产总值	—	—	-0.0001***	3.3e-005	-5.9e-005*	3.5e-005
土地面积	—	—	5.0e-005***	1.8e-005	—	—
λ	0.4862***	0.0613	0.4911***	0.0610	0.4854***	0.613
R^2	0.5450		0.5307		0.5457	
AIC	2898.58		2912.27		2893.92	
log likelihood	-1441.28		-1447.13		-1440.96	
LR 检验统计量	51.1284***		51.0854***		51.0265***	

注：***表示1%的显著性水平，**表示5%的显著性水平，*表示10%的显著性水平；采用二值 Queen 邻接权重矩阵。

出于稳健性检验的目的，本研究另从两次 OLS 回归模型中剔除不显著的变量，仅保留地区生产总值、城镇化率、常住人口、人口密度和人均生产总值等因素作第三次 OLS 回归。结果显示，估计系数与前两次回归模型相比差异不大，但该模型的估计残差仍存在显著的空间自相关。因此经检验后转而构建空间计量模型 SEM（3），除人口密度变为不显著外，其他自变量的显著性与预期相似，因而明确证实了相关变量对二级医院分布数量的影响。在模型的拟合优度方面，相对于三次 OLS 回归模型来说，相应的改进型空间计量模型——SEM 模型均在不同程度上提高了模型设定和拟合水平。具体表现为 R^2 升高，AIC 值下降，基于对数似然值的 LR 检验结果均为显著等，这表明将空间效应纳入模型设定和分析框架之中是十分必要的。不足之处在于 SEM 模型的回归误差项仍存在显著的空间自相关，这在一定程度上反映了这种特殊模型在表达空间关系和空间影响机制方面的局限性，同时也对采用其他一般模型进行分析提出了要求。

实证分析表明，中国二级医院数量分布具有显著的空间集聚特性，我们研究并阐述了这种空间集聚的具体形态，以及可能导致这种空间分布特征的影响因素和空间效应。首先，中国二级医院数量空间分布情况表明了二级医院在地级市层面的集聚状态。中国二级医院的分布基本呈现出东南多西北少的规律，空间分布并不均衡。其次，中国二级医院的全局莫兰指数统计量表明其存在显著的空间正自相关，体现了二级医院数量较多的地区通常会集聚在一起的分布规律。同时，以 General G 统计量进行全局范围的高值集聚分析并以 Getis-Ord G_i^* 统计量进行局部热区分析，发现环渤海地区、中国东北地区的偏南部区域以及河南、山西等小部分中部地区是二级医院高值集聚的热区。在二级医院分布的影响因素方面，相对于经典 OLS 回归模型，SEM 模型在识别空间效应方面具有明显优势。其分析结果一方面反映出二级医院数量分布与地区经济总规模、经济发展质量和城镇化发展水平显著相关，而人口规模对医疗资源的需求也有很大影响。另外，分析结果揭示出二级医院数量分布也与未纳入模型的其他潜在变量有着显著的空间关联，因此如何将这种空间关系更好地纳入模型之中，是未来进一步深入研究的重点方向。

6.3 基于邻近性视角的中国三级医院空间格局研究

三级医院代表中国优质的医疗资源，《2017 年中国卫生事业发展统计公报》的数据显示，2017 年中国三级医院占全国医疗机构总数的 2.4‰、占全国医院总数的 7.5%，而三级医院诊疗人次数高达 17.3 亿、入院人数高达0.84亿，分别占全国诊疗人次数的21%和全国入院人数的34%。但由于地区经济发展失衡、地方卫生财政偏差、居民收入差距以及医疗保障分割等因素的影响，各地医疗卫生资源的丰富程度不尽相同，中国医疗资源配置不均衡主要是以三级医院为代表的优质医疗资源配置的不均衡。这种不均衡主要表现在三个方面：一是中国三级医院主要集中在东部发达地区，超过三级医院总数的50%；二是中国三级医院主要集中在北京、上海、广州等一线城市以及省会城市；三是即便是同一城市，三级医院的配置也不均衡。三级医院的合理配置与有效利用是确保人们健康水平不断提高和缓解"看病难、看病贵"问题的有效手段，对促进医疗事业的持续、稳定、健康发展具有重要作用。在此背景下，科学刻画中国三级医院空间格局并探索影响因素成为值得研究的课题。

本书通过下载三级医院的经纬度，使用ArcGIS 10.2等软件，将三级医院的地理坐标与中国31个省（区、市）的地级单元相匹配。影响三级医院布局的因素选取地理因素、历史因素、政治因素、经济因素和社会因素。表征地理因素的指标是所选行政单元的海拔；表征历史因素的指标主要包括医学教育，即拥有医科大学或医学院的数量，数据来自中国医科大学（医学院）及附属医院名录；表征政治因素的指标是城市等级，即城市的行政级别，数据来自中国直辖市、省会城市、计划单列市名录；表征经济因素的指标包括地区生产总值、人均生产总值、城镇化发展水平，数据来自各个地级单元《2017年经济社会发展统计公报》；表征社会因素的指标主要包括人口规模，数据来自各个地级单元《2017年经济社会发展统计公报》。

6.3.1　中国三级医院数量的空间分布和趋势分析

本书通过中国医院等级查询系统获得中国三级医院数据（未包括香港特别行政区、澳门特别行政区和台湾省）。截至2017年12月31日，中国共有三级医院1151家。从城市层面来看，共有12个城市拥有15家以上的三级医院，涵盖北京、上海、天津3个直辖市和9个省会城市。其中，北京、上海、广州最多，分别有42家、36家、31家三级医院，其次为天津（29家）、武汉（25家）、沈阳（21家）、西安（20家）、哈尔滨（19家）、太原（15家）、南京（15家）、郑州（15家）、杭州（15家）；289个城市拥有1家及以上的三级医院，72个城市没有三级医院。从省级层面来看，拥有50家以上三级医院的省份共有8个，分别为广东（102家）、辽宁（81家）、河南（65家）、山东（61家）、江苏（53家）、浙江（53家）、湖北（52家）、黑龙江（51家）。从区域层面来看，东部沿海10个省份共有462家，东北三省共有164家，中部地区6个省份共有252家，西部地区12个省份共有273家。

表6-7和图6-2为中国三级医院数量的空间分布和三维趋势，可见三级医院具有较为明显的空间分布特征。表6-7显示，中国中部、东部和东北地区是设有三级医院的地级市覆盖范围，三级医院主要分布在北京、上海、广州以及少数中部省会城市附近；中国西北地区均无三级医院分布。具体从空间分布的趋势来看，图6-2中X轴表示中国地图投影的东西方向，Y轴代表南北方向，Z轴表示医院数量。XY平面上的投影点代表每一个地级市，杆的高度表示拥有三级医院数量的多少。其中，分别沿东北—西南方向和西北—东南方向，对各地区三级医院数量进行投影，并以3阶多项式曲线拟合投影趋势。结果表明，三级医院在中国东北—西南方向上的投影点明显呈现“东多西少”的分布特征，多数三级医院坐落于哈尔滨、北京至西安一线与上海至广州一线之间的区域范围。但在中国西北—东南方向上投影点的空间分布相对分散，总体趋势并不明显。

表6-7　中国三级医院在地级市中的分布情况　（单位：家）

序号	地级市	医院数量	序号	地级市	医院数量
1	北京市	42	51	赤峰市	5
2	上海市	36	52	吉林市	5
3	广州市	31	53	齐齐哈尔市	5
4	天津市	29	54	牡丹江市	5

续表

序号	地级市	医院数量	序号	地级市	医院数量
5	武汉市	25	55	南通市	5
6	沈阳市	21	56	金华市	5
7	西安市	20	57	枣庄市	5
8	哈尔滨市	19	58	开封市	5
9	太原市	15	59	安阳市	5
10	南京市	15	60	新乡市	5
11	杭州市	15	61	宜昌市	5
12	郑州市	15	62	衡阳市	5
13	大连市	14	63	柳州市	5
14	长春市	14	64	武威市	5
15	南昌市	14	65	唐山市	4
16	福州市	13	66	保定市	4
17	成都市	13	67	沧州市	4
18	鞍山市	12	68	大同市	4
19	深圳市	12	69	锦州市	4
20	贵阳市	12	70	苏州市	4
21	呼和浩特市	11	71	镇江市	4
22	重庆市	11	72	台州市	4
23	石家庄市	10	73	合肥市	4
24	厦门市	10	74	九江市	4
25	济南市	10	75	泰安市	4
26	长沙市	10	76	威海市	4
27	佛山市	10	77	临沂市	4
28	南宁市	10	78	滨州市	4
29	乌鲁木齐市	10	79	焦作市	4
30	宁波市	9	80	株洲市	4
31	西宁市	9	81	珠海市	4
32	洛阳市	8	82	桂林市	4

续表

序号	地级市	医院数量	序号	地级市	医院数量
33	兰州市	8	83	海口市	4
34	包头市	7	84	自贡市	4
35	抚顺市	7	85	攀枝花市	4
36	汕头市	7	86	六盘水市	4
37	东莞市	7	87	廊坊市	3
38	昆明市	7	88	阳泉市	3
39	大庆市	6	89	晋中市	3
40	佳木斯市	6	90	临汾市	3
41	无锡市	6	91	通辽市	3
42	淮安市	6	92	本溪市	3
43	温州市	6	93	丹东市	3
44	绍兴市	6	94	阜新市	3
45	青岛市	6	95	四平市	3
46	南阳市	6	96	松原市	3
47	遵义市	6	97	徐州市	3
48	邯郸市	5	98	常州市	3
49	邢台市	5	99	湖州市	3
50	长治市	5	100	泉州市	3

注：以三级医院数量位居前 100 的地级市为例。

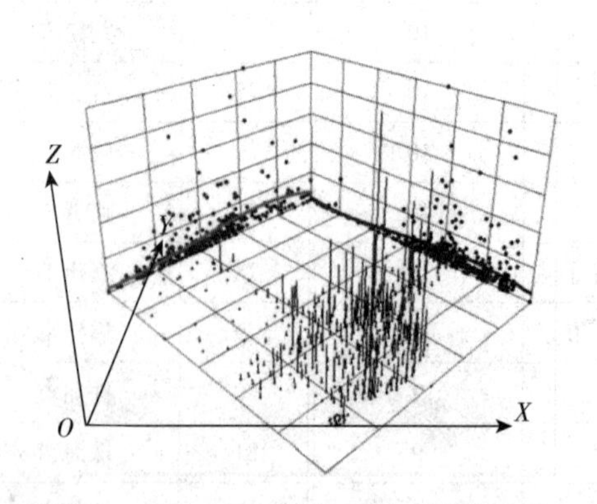

图 6-2　中国三级医院数量的三维趋势分析

6.3.2　中国三级医院的探索性空间数据分析

为准确评估中国三级医院的空间分布形态，分别对全局空间自相关和局部空间集聚进行检验。在计算全局莫兰指数时，以两大类共四种空间权重矩阵定义空间关系（见表6-8）。其中，邻接权重矩阵包括Queen邻接和Rook邻接，距离权重矩阵包含距离阈值权重和KNN权重。

表6-8　中国三级医院分布的全局莫兰指数统计结果

权重	邻接权重矩阵		距离权重矩阵	
	Queen邻接	Rook邻接	距离阈值权重	KNN权重
莫兰指数	0.1007	0.1010	0.0511	0.0966
均值	-0.0026	-0.0027	-0.0027	-0.0025
标准差	0.0321	0.0320	0.0138	0.0338
Z值	3.2152	3.2376	3.9078	2.9285
伪P值	0.0050	0.0049	0.0039	0.0080

分析结果显示，四种权重矩阵计算的莫兰指数均为正值，且都具有1%的显著性水平，表明中国三级医院的空间分布存在确定的空间正自相关特征，即三级医院数量较多的城市在地理位置上相对邻近，三级医院数量较少的城市也集聚在一起。由于邻接权重矩阵的计算结果更为稳健，因此本研究主要采用二值Queen邻接权重矩阵定义空间关系。

在探究全局空间相关性的基础上，用局部空间自相关和局部空间集聚方法，分析三级医院分布的空间依赖关系，将三级医院分布划分为四种类型。①高—高集聚：某研究单元自身与相邻空间单元的三级医院分布均为高值区且二者呈正相关。②低—低集聚：某研究单元自身与相邻空间单元的三级医院分布均为低值区且二者呈正相关。③高—低集聚：某研究单元自身的三级医院分布数量多而相邻空间单元的三级医院分布数量较少，二者呈现中心高四周低的负关联特征。④低—高集聚：某研究单元自身的三级医院分布数量较少而相邻空间单元的三级医院分布数量较多，二者呈现中心低四周高的负关联特征。从图 6-3 和表 6-9 中可以发现，东北城市群、京津冀城市群以及长三角和珠三角城市群呈现高—高集聚的特征，而西部地区城市群呈现低—低集聚的特征。

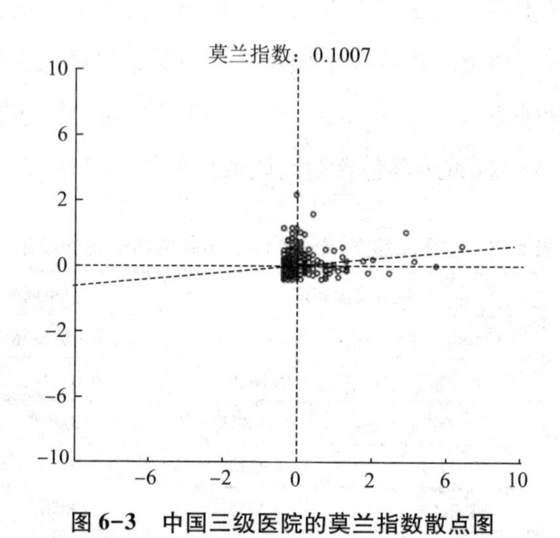

图 6-3　中国三级医院的莫兰指数散点图

表 6-9　中国各地级市三级医院空间高低集聚模式情况

集聚模式	地级市数量/个	地级市
高—高	10	牡丹江市、长春市、唐山市、天津市、保定市、南通市、苏州市、台州市、深圳市、东莞市
低—低	41	临高县、澄迈县、琼海市、万宁市、儋州市、东方市、三亚市、昌江黎族自治县、白沙黎族自治县、琼中黎族自治县、五指山市、乐东黎族自治县、保亭黎族自治县、陵水黎族自治县、蚌埠市、中卫市、银川市、甘南藏族自治州、黄南藏族自治州、果洛藏族自治州、甘孜藏族自治州、迪庆藏族自治州、林芝市、昌都市、那曲市、玉树藏族自治州、山南市、拉萨市、日喀则市、海西蒙古族藏族自治州、阿里地区、喀什地区、和田地区、阿克苏地区、巴音郭楞蒙古自治州、酒泉市、哈密市、塔城地区、克拉玛依市、伊犁哈萨克自治州、博尔塔拉蒙古自治州
低—高	12	营口市、辽阳市、阜新市、承德市、张家口市、廊坊市、舟山市、嘉兴市、惠州市、中山市、韶关市、清远市
高—低	5	昆明市、成都市、南宁市、西宁市、乌鲁木齐市

在探究全局空间相关性的基础上，以局部空间自相关和局部空间集聚为代表的局域分析方法能够进一步判断每个地区与其周围地区属性值是否相近，后者还可以识别高值或低值的空间集聚。为此，采用 Getis-Ord G_i^* 统计量对中国三级医院分布进行局部热区分析（见表 6-10）。显著呈现高值集聚的热区主要分布在环渤海城市群、长三角城市群和珠三角城市群等地，这些区域本身及其周边地区均有较高数量的三级医院分布，因此对上述总体空间正自相关特征起到了重要作用。此外，新疆、西藏和青海等地同时存在显著的低值集聚，说明中国西部地区在优质医疗资源的供给方面明显不足，医疗卫生服务能力和水平有待提高。

表 6-10　中国三级医院分布的局部热区统计

冷区与热区类别	地级市数量/个	地级市
冷区—99%置信水平	0	无
冷区—95%置信水平	1	琼中黎族苗族自治县
冷区—90%置信水平	6	阿克苏地区、巴音郭楞蒙古自治州、海西蒙古族藏族自治州、那曲市、甘南藏族自治州、果洛藏族自治州
热区—90%置信水平	6	清远市、绍兴市、大连市、营口市、锦州市、哈尔滨市
热区—95%置信水平	7	佛山市、沧州市、唐山市、沈阳市、辽阳市、鞍山市、松原市
热区—99%置信水平	17	承德市、张家口市、北京市、天津市、廊坊市、保定市、南通市、上海市、苏州市、嘉兴市、舟山市、广州市、惠州市、东莞市、深圳市、中山市、长春市

6.3.3　中国三级医院分布的影响因素和空间效应

三级医院是地区优质医疗服务水平的综合体现，具体到每一所三级医院的空间布局，通常会同时受到政治、历史、地理、经济、社会等因素的影响。因此，本研究选取城市级别、医学院数、海拔和土地面积分别表示影响三级医院数量的政治因素、历史因素和地理因素，其中城市级别设为虚拟变量，若为直辖市、省会城市、计划单列市则计为1，否则为0，各地区相应变量至少在一定时期内保持稳定；同时选取 2017 年各地区生产总值、常住人口、城镇人口、人均生产总值、人口密度、城镇化率等变量作为经济因素和社会因素的反映。为降低模型设定的偏误，以是否纳入常住人口变量为标准，进行两次 OLS 回归分析（见表 6-11）。在包含常住人口变量的 OLS（1）回归中，分别将城镇化率而非城镇人口、地区生产总值而非人均生产总值、人口密度而非土地面积纳入模型范围。结果表明，地区生产总值、城镇化率、城市级别和医学院数 4 个变量均在 5%的水平上显著，并且系数估计均为正值，符合模型设定的预期要求。换言之，城市级别越高，医学院数越多，经济体量和城镇化发展水平越高，该地区三级医院的分布数量也就越多。在不含常住人口变量的 OLS（2）回归中，将其余所有变量纳入分析模型，结果显示，新增变量中仅有城镇人口显著，其他显著性变量与 OLS（1）回归结果类似。这表明无论是海拔、土地面积、人口密度还是人均生产总值，对地区三级医院分布数量的影响都极为有限。

表 6-11　中国三级医院分布的影响因素（OLS）

变量	OLS（1）		OLS（2）		OLS（3）	
	估计量	标准误	估计量	标准误	估计量	标准误
截距项	-0.1065	0.4978	-0.2645	0.4447	-0.4118	0.3919
地区生产总值	0.0005**	7.41e-05	0.0004**	1.00e-04	0.0004**	8.37e-05
城镇化率	0.0204**	0.0081	0.0208**	0.0096	0.0217**	0.0074
城市级别	3.8945**	0.5457	3.8100**	0.5530	3.8127**	0.5329
医学院数	2.5796**	0.2414	2.5030**	0.2457	2.4937**	0.2389
城镇人口	—	—	0.0025*	0.0014	0.0027**	0.0012
常住人口	0.0001	0.0006	—	—	—	—
人口密度	3.96e-05	0.0003	-2.11e-06	0.0003	—	—
海拔	-0.0001	0.0001	-7.35e-06	0.0002	—	—
人均生产总值	—	—	-2.18e-07	5.65e-06	—	—
土地面积	—	—	-2.56e-06	2.33e-06	—	—
R^2	0.8466	—	0.8489	—	0.8482	—

续表

变量	OLS（1）		OLS（2）		OLS（3）	
	估计量	标准误	估计量	标准误	估计量	标准误
AIC	1523.29	—	1521.61	—	1515.43	—
Moran's I (error)	0.1281**	—	0.1094**	—	0.1140**	—
LM（lag）	8.6951**	—	8.1000**	—	8.9992**	—
robust LM (lag)	1.225	—	1.7904	—	2.2061	—
LM (error)	14.8274**	—	10.8077**	—	4.9472**	—
robust LM (error)	7.3572**	—	4.4981**	—	13.9464**	—

注：** 表示5%的显著性水平，* 表示10%的显著性水平；采用二值Queen邻接权重矩阵。

然而，针对OLS回归模型的莫兰指数检验结果显示，估计残差存在显著的空间效应，此时若直接采用OLS方法，虽然参数估计具有无偏一致性，但并非有效估计。为此，通过（稳健的）LM检验确定空间效应的具体形式，从而基于模型OLS（1）和OLS（2）构建相应的空间计量模型SEM（1）和SEM（2）。结果显示，模型SEM（1）在系数估计的显著性方面与OLS（1）并无较大差异，但模型SEM（2）中显著性变量较OLS（2）有所减少，说明该模型存在一定的设定偏误，总体上不如SEM（1）模型设定得当。另外，衡量误差项空间滞后效应的系数 λ 显著为正，表明除已纳入模型的影响因素外，仍有其他具有空间效应的因素可以影响本地区三级医院的分布数量。

出于稳健性检验的目的，本研究另从两次OLS回归模型中剔除不显著的变量，进而仅保留地区生产总值、城镇化率、城镇人口、城市级别和医学院数等因素作OLS（3）回归。结果显示，估计系数与前两次回归模型相比差异不大，但该模型的估计残差仍存在显著的空间自相关。因此经检验后转而构建空间计量模型SEM（3），其自变量显著性与预期相似，误差项空间滞后同样反映出显著的空间依赖性，因而明确证实了相关变量对三级医院分布数量的影响。在其他模型统计量方面，相对于三次OLS回归模型来说，相应的改进型空间误差模型均在不同程度上提高了模型设定和拟合水平。例如 R^2 有所升高，*AIC* 值有所下降，基于对数似然值的LR检验结果均为显著等，这表明将空间效应纳入模型设定和分析框架之中是必要的。不足之处在于含有误差项空间滞后的模型 SEM（1）、SEM（2）和 SEM（3），虽然已较 OLS 回归模型有所改进，但其回归误差项仍存在显著的空间自相关，这在一定程度上反映了该模型在表达空间关系和空间影响机制方面的局限性，同时也对采用其他一般模型进行分析提出了要求。

表 6-12 中国三级医院分布的影响因素和空间效应（SEM）

变量	SEM（1）		SEM（2）		SEM（3）	
	估计量	标准误	估计量	标准误	估计量	标准误
截距项	0.1454	0.4999	−0.0822	0.4525	−0.1858	0.4089
地区生产总值	0.0006**	7.51e−05	0.0004**	0.0001	0.0004**	0.0001
城镇化率	0.0158**	0.008	0.0137	0.0097	0.0181**	0.0076
城市级别	3.9552**	0.5201	3.8516**	0.5280	3.8838**	0.5160
医学院数	2.4540**	0.2306	2.4367**	0.2343	2.3986**	0.2302
城镇人口	—	—	0.0022	0.0014	0.0018	0.0012
常住人口	−0.0003	0.0006	—	—	—	—
人口密度	0.0002	0.0003	0.0001	0.0003	—	—
海拔	−0.0001	0.0002	−7.28e−06	0.0002	—	—
人均生产总值	—	—	2.93e−06	5.58e−06	—	—
土地面积	—	—	−2.11e−06	2.48e−06	—	—
λ	0.2663**	—	0.2402**	—	0.2355**	—
R^2	0.8540	—	0.8547	—	0.8539	—
AIC	1510.33	—	1511.67	—	1505.30	—
Moran's I（*error*）	0.1465**	—	0.1296**	—	0.1267**	—
log likelihood	−747.167	—	−745.834	—	−746.651	—
LR 检验统计量	12.9531**	—	9.9400**	—	10.1280**	—

注：** 表示 5%的显著性水平，* 表示 10%的显著性水平；采用二值 Queen 邻接权重矩阵。

6.4　基于邻近性视角的中国三甲医院空间格局研究

6.4.1　中国三甲医院数量的空间分布和趋势分析

截至2017年12月31日，中国医院等级查询系统中共收录705家三甲医院。从区域层面来看，283家三甲医院位于东部沿海地区，166家位于中部6省，171家位于西部12省（区），85家位于东北三省。从省级层面来看，共有10个省份拥有30家及以上三甲医院，分别为广东（66家）、江苏（38家）、四川（36家）、湖北（35家）、辽宁（34家）、江西（33家）、河北（32家）、山西（32家）、黑龙江（31家）、北京（30家）；4个省份拥有5家及以下的三甲医院，分别为海南（5家）、云南（5家）、宁夏（3家）、西藏（1家）。从城市层面来看，拥有10家及以上三甲医院的城市共计16个，包含北京、上海、天津、重庆4个直辖市以及12个省会城市。其中，北京、上海、广州的三甲医院数量最多，分别为30家、24家、20家，其次为天津（17家）、武汉（17家）、西安（16家）、杭州（13家）、太原（13家）、南昌（13家）、南京（12家）、重庆（11家）、成都（11家）、贵阳（11家）、长春（11家）、哈尔滨（10家）、福州（10家）；拥有5~10家三甲医院的城市共计17个，分别为西宁（9家）、沈阳（9家）、佛山（9家）、石家庄（8家）、南宁（8家）、济南（7家）、东莞（7家）、大连（7家）、深圳（6家）、长沙（6家）、兰州（6家）、呼和浩特（6家）、乌鲁木齐（6家）、郑州（5家）、无锡（5家）、厦门（5家）、吉林（5家）。总体来看，中国（不包括港澳台）361个地级市中，拥有1家及以上三甲医院的城市共计232个，多分布在西藏、宁夏、云南、海南、新疆、青海、甘肃、内蒙古等省份，其余129个城市目前还没有三甲医院。

表6-13和表6-14说明了中国三甲医院的省级和市级空间分布。可见，中国三甲医院的数量分布具有明显的空间聚集性，三甲医院多集中在

中东部及东北地区，而西部地区的三甲医院数量较少。

表 6-13　中国三甲医院在省级单元中的分布情况　（单位：家）

省份	三甲医院数量	省份	三甲医院数量
北京市	30	湖北省	35
天津市	17	湖南省	20
河北省	32	广东省	66
山西省	32	广西壮族自治区	25
内蒙古自治区	13	海南省	5
辽宁省	34	重庆市	11
吉林省	20	四川省	36
黑龙江省	31	贵州省	23
上海市	24	云南省	5
江苏省	38	西藏自治区	1
浙江省	26	陕西省	25
安徽省	19	甘肃省	12
福建省	24	青海省	9
江西省	33	宁夏回族自治区	3
福建省	21	新疆维吾尔自治区	8
河南省	26		

表 6-14　中国三甲医院在地级市中的分布情况　（单位：家）

序号	地级市	医院数量	序号	地级市	医院数量
1	北京市	30	51	攀枝花市	4
2	上海市	24	52	大同市	3
3	广州市	20	53	包头市	3
4	天津市	17	54	镇江市	3
5	武汉市	17	55	宁波市	3
6	西安市	16	56	温州市	3
7	太原市	13	57	景德镇市	3

续表

序号	地级市	医院数量	序号	地级市	医院数量
8	杭州市	13	58	赣州市	3
9	南昌市	13	59	吉安市	3
10	南京市	12	60	青岛市	3
11	长春市	11	61	安阳市	3
12	重庆市	11	62	新乡市	3
13	成都市	11	63	十堰市	3
14	贵阳市	11	64	宜昌市	3
15	哈尔滨市	10	65	襄阳市	3
16	福州市	10	66	江门市	3
17	沈阳市	9	67	湛江市	3
18	佛山市	9	68	中山市	3
19	西宁市	9	69	自贡市	3
20	石家庄市	8	70	遵义市	3
21	南宁市	8	71	昆明市	3
22	大连市	7	72	银川市	3
23	济南市	7	73	承德市	2
24	东莞市	7	74	廊坊市	2
25	呼和浩特市	6	75	阳泉市	2
26	长沙市	6	76	晋城市	2
27	深圳市	6	77	晋中市	2
28	兰州市	6	78	临汾市	2
29	乌鲁木齐市	6	79	吕梁市	2
30	吉林市	5	80	鞍山市	2
31	无锡市	5	81	抚顺市	2
32	厦门市	5	82	本溪市	2
33	郑州市	5	83	丹东市	2
34	唐山市	4	84	阜新市	2
35	邯郸市	4	85	盘锦市	2
36	保定市	4	86	铁岭市	2
37	沧州市	4	87	四平市	2

续表

序号	地级市	医院数量	序号	地级市	医院数量
38	长治市	4	88	鸡西市	2
39	齐齐哈尔市	4	89	七台河市	2
40	大庆市	4	90	徐州市	2
41	佳木斯市	4	91	常州市	2
42	牡丹江市	4	92	苏州市	2
43	南通市	4	93	连云港市	2
44	合肥市	4	94	淮安市	2
45	九江市	4	95	扬州市	2
46	焦作市	4	96	湖州市	2
47	衡阳市	4	97	绍兴市	2
48	柳州市	4	98	芜湖市	2
49	桂林市	4	99	蚌埠市	2
50	海口市	4	100	马鞍山市	2

注：以三甲医院数量位居前100的地级市为例。

三甲医院具有较为明显的空间分布特征。中国中东部和东北地区是拥有三甲医院的地级市最密集地区，三甲医院主要分布在北京、上海、广州等城市附近；中国西部和西北地区均无三甲医院分布。

6.4.2 中国三甲医院的探索性空间数据分析

为准确评估中国三甲医院的空间分布形态，分别对全局空间自相关和局部空间集聚进行检验。在计算全局莫兰指数时，以两大类共四种空间权重矩阵定义空间关系（见表6-15）。其中，邻接权重矩阵包括Queen邻接和Rook邻接，距离权重矩阵包含距离阈值权重和KNN权重。分析结果显示，四种权重矩阵计算的莫兰指数均为正值，且至少具有5%的显著性水平，表明中国三甲医院的空间分布存在确定的空间正自相关特征，即三甲医院数量较多的城市在地理位置上相对邻近，三甲医院数量较少的城市也集聚在一起。由于邻接权重矩阵的计算结果更为稳健，因此本研究主要采用二值Queen邻接权重矩阵定义空间关系。

表6-15　中国三甲医院分布的全局莫兰指数统计结果

权重	邻接权重矩阵		距离权重矩阵	
	Queen 邻接	Rook 邻接	距离阈值权重	KNN 权重
莫兰指数	0. 0874	0. 0874	0. 0309	0. 0925
均值	-0. 0028	-0. 0027	-0. 0027	-0. 0027
标准差	0. 0313	0. 0321	0. 0136	0. 0339
Z 值	2. 8865	2. 8050	2. 4672	2. 8091
伪 *P* 值	0. 0090	0. 0102	0. 0189	0. 0097

为进一步明确中国三甲医院的空间分布形态，采用莫兰指数测度中国三甲医院的空间自相关关系（见图6-4）。全局莫兰指数值为0. 0874，这表明三甲医院在全国的分布并不是随机的，而是存在确定的正向空间自相关关联，即中国三甲医院的分布存在聚集现象，拥有较多三甲医院的城市之间在地理位置上通常是邻近的。表6-16描述了中国三甲医院的局部空间自相关聚类现象。表中显示，京津冀、长三角、珠三角地区呈现显著的

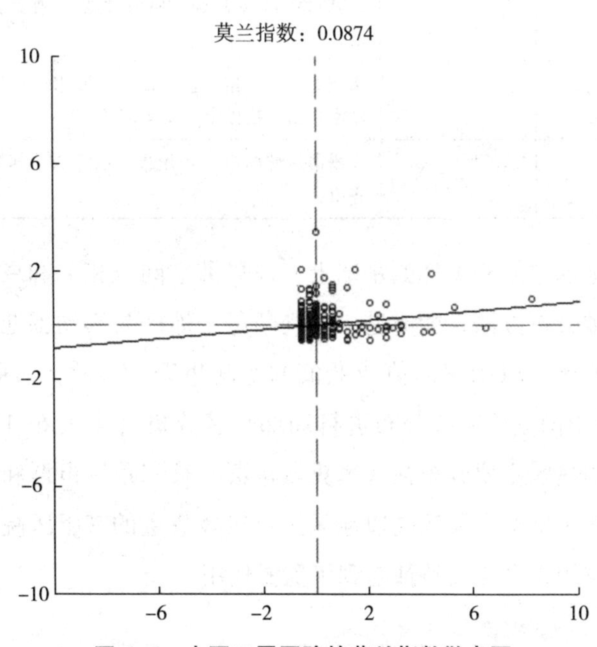

图6-4　中国三甲医院的莫兰指数散点图

高—高聚集，西北部地区存在明显的低—低自相关，对中国三甲医院分布的总体正自相关特征起到了重要作用。而中东部和东北地区大部分城市都不显著，少量省会城市周围呈现高—低聚集。总体来说，中国三甲医院的空间自相关性较为明显。

表 6-16　中国各地级市三甲医院空间高低集聚模式情况

集聚模式	地级市数量/个	地级市
高—高	12	北京市、天津市、廊坊市、保定市、承德市、阳泉市、南通市、苏州市、深圳市、中山市、东莞市、佛山市
低—低	38	儋州市、屯昌县、琼海市、万宁市、白沙黎族自治县、琼中黎族苗族自治县、昌江黎族自治县、五指山市、乐东黎族自治县、保亭黎族苗族自治县、陵水黎族自治县、三亚市、普洱市、大理白族自治州、保山市、怒江傈僳族自治州、迪庆藏族自治州、林芝市、拉萨市、昌都市、甘孜藏族自治州、果洛藏族自治州、甘南藏族自治州、黄南藏族自治州、固原市、中卫市、阿拉善盟、张掖市、酒泉市、海西蒙古族藏族自治州、玉树藏族自治州、那曲市、阿里地区、和田地区、巴音郭楞蒙古自治州、喀什地区、阿克苏地区、塔城地区
低—高	9	惠州市、舟山市、嘉兴市、宣城市、宜春市、鄂州市、张家口市、松原市、安康市
高—低	6	常州市、蚌埠市、兰州市、西宁市、银川市、乌鲁木齐市

在探究全局空间相关性的基础上，以局部空间自相关和局部空间集聚为代表的局域分析方法，能够进一步判断每个地区与其周围地区属性值是否相近，后者还可以识别高值或低值的空间集聚。为此，采用 Getis-Ord G_i^*统计量对中国三甲医院分布进行局部热区分析（见表 6-17）。显著呈现高值集聚的热区主要分布在京津冀城市群、长三角城市群和珠三角城市群等地，这些区域本身及其周边地区均有较高数量的三甲医院分布，因此对上述总体空间正自相关特征起到了重要作用。

表 6-17　中国三甲医院分布的局部热区统计

冷区与热区类别	地级市数量/个	地级市
冷区—99%置信水平	0	无
冷区—95%置信水平	0	无
冷区—90%置信水平	1	琼中黎族苗族自治县
热区—90%置信水平	5	松原市、哈尔滨市、宣城市、沧州市、忻州市
热区—95%置信水平	7	清远市、惠州市、唐山市、晋中市、阳泉市、安康市、长春市
热区—99%置信水平	16	广州市、东莞市、佛山市、中山市、深圳市、舟山市、嘉兴市、上海市、苏州市、南通市、承德市、张家口市、北京市、天津市、廊坊市、保定市

6.4.3　中国三甲医院分布的影响因素和空间效应

三甲医院是地区医疗服务水平的最高体现，具体到每一所三甲医院的空间布局，通常会同时受到政治、历史、地理、经济、社会等因素的影响。因此，本研究选取城市级别、医学院数、海拔和土地面积分布表示影响三甲医院数量的政治因素、历史因素和地理因素，其中城市级别设为虚拟变量，若为直辖市、省会城市、计划单列市则计为 1，否则为 0，各地区相应变量至少在一定时期内保持稳定；同时选取 2017 年各地区生产总值、常住人口、城镇人口、人均生产总值、人口密度、城镇化率等变量作为经济因素和社会因素的反映。为降低模型设定的偏误，以是否纳入常住人口变量为标准，进行两次 OLS 回归分析（见表 6-18）。在包含常住人口变量的 OLS（1）中，分别将城镇化率而非城镇人口、地区生产总值而非人均生产总值、人口密度而非土地面积纳入模型范围。结果表明，地区生产总值、城镇化率、城市级别和医学院数 4 个变量均在 5%的水平上显著，并且系数估计均为正值符合模型设定的预期要求。换言之，城市级别越高，医学院数越多，经济体量和城镇化发展水平越高，该地区三甲医院的分布数量也就更多。在不含常住人口变量的 OLS（2）中，将其余所有变量纳入分析模型，结果显示，新增变量中仅有城镇人口显著，其他显著性变量与 OLS（1）回归结果类似。这表明无论是海拔、土地面积、人口密度还是人均生产总值水平，对地区三甲医院分布数量的影响都极为有限。

表 6-18　中国三甲医院分布的影响因素（OLS）

变量	OLS（1）		OLS（2）		OLS（3）	
	估计量	标准误	估计量	标准误	估计量	标准误
截距项	-0.3098	0.3622	-0.3378	0.3215	-0.4329	0.2832
地区生产总值	0.0003**	5.39e-05	0.0002**	8.37e-05	0.0002**	6.05e-05
城镇化率	0.0133**	0.0059	0.0124*	0.0070	0.0120**	0.0054
城市级别	3.5219**	0.3970	3.4832**	0.3998	3.4862**	0.3851
医学院数	1.6201**	0.1756	1.5283**	0.0001	1.5519**	0.1726
城镇人口	—	—	0.0029**	0.0010	0.0030**	0.0009
常住人口	0.0005	0.0004	—	—	—	—
人口密度	-0.0001	0.0002	-0.0002	0.0002	—	—
海拔	-8.28e-05	0.0001	-2.63e-05	0.0001	—	—
人均生产总值	—	—	-6.12e-07	4.09e-06	—	—
土地面积	—	—	-1.18e-06	1.69e-06	—	—
R^2	0.8345	—	0.8391	—	0.8385	—
AIC	1291.77	—	1285.47	—	1278.90	—
Moran's I (error)	0.0827**	—	0.1043**	—	0.0945**	—
LM (lag)	8.9965**	—	8.8399**	—	8.7359**	—
robust LM (lag)	2.4035	—	3.3746*	—	3.0067*	—
LM (error)	9.8248**	—	7.0541**	—	2.3407**	—
robust LM (error)	3.2319*	—	1.5888	—	2.3407	—

注：**表示 5%的显著性水平，*表示 10%的显著性水平；采用二值 Queen 邻接权重矩阵。

然而，针对 OLS 回归模型的莫兰指数检验结果显示，估计残差存在显著的空间效应，此时若直接采用 OLS 方法，虽然参数估计具有无偏一致性，但并非有效估计（见表 6-19）。为此，通过（稳健的）LM 检验确定空间效应的具体形式，从而基于模型OLS（1）和OLS（2）构建相应的空间计量模型SEM和SLM（1）。结果显示，模型SEM和SLM（1）在系数估计的显著性方面并无较大变化，仅有城镇化率这一变量在模型SLM（1）中不再显著，但对模型总体的影响较小。另外，衡量误差项和因变量空间滞后效应的系数λ和ρ均为显著正值。这一方面表明除已纳入模型的影响因素外，仍有其他具有空间效应的因素可以影响本地区三甲医院的分布数量；另一方面，周边地区三甲医院分布同样会影响本地区三甲医院的数量，这直接体现了中国三甲医院分布的空间集聚特征。

出于稳健性检验的目的，本研究另从两次OLS回归模型中剔除不显著的变量，仅保留地区生产总值、城镇化率、城镇人口、城市级别和医学院数等因素作OLS（3）回归。结果显示，估计系数与前两次回归模型相比差异不大，但该模型的估计残差仍存在显著的空间自相关。因此经检验后转而构建空间计量模型SLM（2），其自变量显著性与预期相似，因变量空间滞后项同样反映出显著的空间依赖性，因而明确证实了相关变量对三甲医院分布数量的影响。在其他模型统计量方面，相对于三次OLS回归模型来说，相应的改进型空间计量模型均在不同程度上提高了模型设定和拟合水平。例如R^2有所升高，AIC值有所下降，基于对数似然值的LR检验结果均为显著等，这表明将空间效应纳入模型设定和分析框架之中是必要的。不足之处在于含有空间滞后项的模型SEM、SLM（1）、SLM（2），虽然已较OLS回归模型有所改进，但其回归误差项仍存在显著的空间自相关，这在一定程度上反映了两种特殊模型在表达空间关系和空间影响机制方面的局限性，同时也对采用其他一般模型进行分析提出了要求。

表6-19　中国三甲医院分布的影响因素和空间效应（SEM和SLM）

变量	SEM		SLM（1）		SLM（2）	
	估计量	标准误	估计量	标准误	估计量	标准误
截距项	-0.2511	0.3645	-0.467	0.317	-0.4776*	0.2781
地区生产总值	0.0003**	5.48e-05	0.0002**	8.15e-05	0.0002**	5.98e-05

续表

变量	SEM		SLM（1）		SLM（2）	
	估计量	标准误	估计量	标准误	估计量	标准误
城镇化率	0.0126**	0.0059	0.0102	0.0068	0.009*	0.0053
城市级别	3.4995**	0.3815	3.6359**	0.3937	3.6702**	0.3827
医学院数	1.5375**	0.1691	1.544**	0.1731	1.5761**	0.1696
城镇人口	—	—	0.0028**	0.001	0.0029**	0.0008
常住人口	0.0004	0.0004	—	—	—	—
人口密度	-9.18e-05	0.0002	-0.0002	0.0002	—	—
海拔	-8.34e-05	0.0001	1.49e-05	0.0001	—	—
人均生产总值	—	—	-4.58e-07	3.99e-06	—	—
土地面积	—	—	-8.61e-07	1.65e-06	—	—
λ	0.2383**	—	—	—	—	—
ρ	—	—	0.1226**	—	0.1191**	
R^2	0.8405	—	0.8432	—	0.8426	—
AIC	1282.44	—	1279.11	—	1272.57	—
Moran's I (error)	0.1134**	—	0.0841**	—	0.09**	—
log likelihood	-633.2184	—	-628.557	—	-629.285	—
LR 检验统计量	9.331**	—	8.3576**	—	8.331**	—

注：**表示5%的显著性水平，*表示10%的显著性水平；采用二值 Queen 邻接权重矩阵。

6.5 小结

二级医院在空间分布上呈现集聚特征，二级医院数量较多的城市在地理位置上相对邻近，而二级医院数量较少的城市也集聚在一起。从全局范围来看，二级医院具有高值空间集聚的特征。从局部空间集聚特征来看，即热区与冷区，也证明中国二级医院在地级市上呈现这种集聚状态。在二级医院分布的影响因素方面，相对于经典 OLS 回归模型，SEM 模型在识别空间效应方面具有明显优势。其分析结果反映出二级医院数量分布与地区经济总规模、经济发展质量和城镇化发展水平显著相关，而人口规模对医疗资源的需求也有很大影响。

中国三级医院数量分布具有显著的空间集聚特性，上述研究阐述了这种空间集聚的具体形态，以及可能导致这种空间分布特征的影响因素和空间效应。首先，中国三级医院数量空间分布和趋势分析结果表明，三级医院不仅在地级市层面有所集聚，在区域甚至全国层面也有着显著的空间分异，绝大多数三级医院沿东北—西南方向分布，并且东南多、西北少，空间分布不均衡。其次，以四种不同空间权重矩阵衡量的全局莫兰指数均证明存在显著的空间正自相关，体现了三级医院数量较多的地区通常会集聚在一起。同时，以 Getis-Ord G_i^* 统计量进行局部热区分析，探测出环渤海城市群、长三角城市群和珠三角城市群是三级医院高值集聚的热区。在三级医院分布的影响因素方面，相对于经典 OLS 回归模型，SEM 模型在识别空间效应方面具有明显优势。其分析结果一方面反映出三级医院数量分布与地区经济体量和城镇化发展水平显著相关，是否为直辖市、省会城市或计划单列市，是否具有深厚的医学研究传统也会有很大影响；另一方面，分析结果揭示出三级医院数量分布不仅受本地区相关因素的影响，与周围地区未纳入模型的其他潜在变量也有着显著的空间关联，因此如何将这种空间关联更好地纳入模型之中，是未来进一步深入研究的重点方向。

中国三甲医院数量分布具有显著的空间集聚特性，本章研究并阐述了这种空间集聚的具体形态，以及可能导致这种空间分布特征的影响因素和空间效应。首先，中国三甲医院数量空间分布和趋势分析结果表明，三甲医院不仅在地级市层面有所集聚，在区域甚至全国层面也有着显著的空间分异，绝大多数三甲医院沿东北—西南方向分布，并且东南多、西北少，空间分布不均衡。其次，以四种不同空间权重矩阵衡量的全局莫兰指数均证明存在显著的空间正自相关，体现了三甲医院数量较多的地区通常会集聚在一起。同时，以 Getis-Ord G_i^* 统计量进行局部热区分析，探测出京津冀城市群、长三角城市群和珠三角城市群是三甲医院高值集聚的热区。在三甲医院分布的影响因素方面，相对于经典 OLS 回归模型，SEM 和 SLM 模型在识别空间效应方面具有明显优势。其分析结果一方面反映出三甲医院数量分布与地区经济体量和城镇化发展水平显著相关，是否为直辖市、省会城市或计划单列市，是否具有深厚的医学研究传统也会有很大影响；另一方面，分析结果揭示出三甲医院数量分布不仅受本地区相关因素的影响，与周围地区三甲医院的数量以及未纳入模型的其他潜在变量也有着显著的空间关联，因此如何将这种空间关联更好地纳入模型之中，是未来进一步深入研究的重点方向。

第7章　空间异质性视角下中国医院空间格局研究

健康是人类的普遍愿望和基本需求，人人享有更加健康的权利（WHO，2008），促进与保护健康对于增进人类福祉和经济与社会持续发展不可或缺（WHO，2010）。随着人们生活水平的不断提高，人们对高质量医疗资源的需求也更加迫切。由于卫生服务空间供给的不平等，优质医疗资源无法实现对全体人群的覆盖（WHO，2008），导致卫生服务的空间可及性的缺失直接损害了一部分人的健康权。卫生资源配置的不均衡性不仅是一个世界性问题，也是我国卫生服务面临的障碍之一。当前，我国正在推行医疗体制改革，以我国为例研究精英医院的空间配置，对实现卫生公平性目标进而保障公民的健康权具有重要意义，也可以为其他国家提供借鉴。

当前关于医疗卫生资源空间分布及空间配置问题的研究大多借助地理信息技术等手段来实现，并成为国际卫生领域研究的前沿热点之一（Kitchen et al.，2011；Fransen et al.，2015；Bruni and Mammi，2017；Shaikh and Malik，2019）。针对医疗卫生资源空间问题的研究，主要围绕以下三个方面展开：空间配置的公平性、空间可及性、医院选址及评估。具体研究方法主要包括应用地理信息系统中的网络分析模型、平均中心和标准距离等方法，结合遥感技术或者在GIS基础上延伸出来的2SFCA方法等。

上述方法重点关注的是医疗资源空间格局的刻画、公平性和空间可及性的测度等方面，而忽视了对两类问题的关注：①缺乏从空间角度解释因果关系。传统的回归方法采用最小二乘法进行模型估计，要求数据满足正态性、方差齐性、独立性的假定。但由于各研究区在地理上的空间差异，使得研究区域在空间上缺乏同质性，从而不能满足方差齐性的假定前提。同时，由于各区域不是独立的，而是彼此之间相互开放，必然存在要素的流动，从而不能满足独立性的假定前提。因此，空间效应的存在导致 OLS 估计存在偏差，而空间计量模型可以通过地理位置与空间联系建立统计与计量关系加以弥补，为揭示区域差异及其影响因素提供了新的研究视角和分析工作。②缺乏空间异质性的分析。空间异质性是空间数据的重要性质之一，指的是空间随机过程的非平稳性。忽略空间异质性会导致很多问题，如估计效率的丧失、有偏的估计、错误的显著性等。基于以上考虑，本章重点从地级行政单元尺度分析中国二级医院、三级医院和三甲医院空间格局的影响因素和空间异质性，前者使用空间回归模型，后者使用地理加权回归模型，以期从空间角度探索中国医疗卫生体系发展过程中存在的优质资源配置不平衡等问题及其影响因素，从而为中国及其他国家优质医疗资源的合理布局提供参考。

7.1 空间异质性与地理加权回归模型

如第 4 章所述，空间异质性是指在每一个空间区位上的事物和现象都具有区别于其他区位上的事物和现象的特点。空间异质性，即研究对象在空间上的非平稳性。地理加权回归是处理空间异质性的主要手段之一。与经典的全局回归模型不同，地理加权回归是局部模型，系数是通过观测周围的样本来回归得到的。基于局域回归分析和变参数的想法，Fotheringham 等于 1996 年提出了地理加权回归模型，该模型将数据的空间位置嵌入回归参数中，利用局部加权最小二乘法进行逐点参数估计，其中权重是回归点所在的地理空间位置到其他各观测点的地理空间位置之间的距离递减函数。地理加权回归以曲线拟合、平滑等局部加权回归的非参数方法为理论基础，利用关注点周围的样本子集进行回归来处理由于空间过程非平稳所带来的问题。通过各空间单元的参数估计随地理空间位置的变化，可以非常直观地探测空间的非平稳性。其与经典回归模型的区别在于传统模型的参数在全局空间是恒定的而地理加权回归允许全局空间的变参数。其优势在于处理空间异质性，如果系数不变，无法很好地描述自变量与因变量之间的关系随着空间的变化。

7.1.1　地理加权回归模型

地理加权回归是基于局域回归分析方法，将数据的空间位置纳入回归参数中，利用局部加权最小二乘法进行逐点参数估计。各空间单元的估计参数随地理空间位置的变化而变化，从而直观地展示研究对象在研究区内的空间异质性。地理加权回归也可视为对传统全局回归模型的扩展，该方法是基于局域回归分析方法，将数据的空间位置纳入回归参数中，利用局部加权最小二乘法进行逐点参数估计。各空间单元的估计参数将随地理空间位置的变化而变化，从而直观地展示研究对象在研究区内的空间异质性。地理加权回归公式如式（7-1）所示：

$$y_i = \beta_0(u_i, v_i) + \sum_k \beta_k(u_i, v_i) x_{ik} + \varepsilon_i \tag{7-1}$$

式中，i 表示地级市编号；y_i 表示城市 i 拥有的核酸检测机构个数；x_{ik} 表示城市 i 的第 k 个协变量；（u_i, v_i）表示城市 i 的质心坐标；$\beta_k(u_i, v_i)$ 表示城市 i 的第 k 个回归参数，衡量不同协变量变动对因变量的影响程度；$\beta_0(u_i, v_i)$ 为常数项；ε_i 为随机误差项。

与此同时，选择学界常用的自适应带宽二次核函数作为距离权重函数，如式（7-2）所示：

$$w_{ij} = \begin{cases} \left[1 - \left(\dfrac{d_{ij}}{b}\right)^2\right]^2, & d_{ij} < b \\ 0, \quad d_{ij} \geq b \end{cases} \tag{7-2}$$

式中，w_{ij}表示城市 i 与城市 j 之间的权重；d_{ij}表示城市 i 与城市 j 之间的距离；b 表示从回归位置 i 到与其第 k 近的空间单元之间的距离。

7.1.2 地理加权回归的空间权重矩阵

对于地理加权回归来说，空间权重矩阵与空间回归模型的空间权重矩阵不同。空间回归模型的空间权重矩阵是为了解决空间自相关，也就是尽可能好地将空间过程中的自相关表示出来。而地理加权回归使用空间权重矩阵是为了确定所关心或回归的那一点周围的哪些点是这一点的“邻居”，从而使周围的这些点可以很好地近似回归那一点。可以使用之前定义空间权重矩阵的方式，并且将对角线的元素都定义为 1，就完成了地理加权回归所需要的空间权重矩阵。

为了估计时表述方便，需要对每一个空间单元 i 都定义一个空间权重矩阵：

$$\boldsymbol{W}_i = \boldsymbol{W}(u_i,\ v_i) = \begin{pmatrix} \boldsymbol{W}_{i1} & \cdots & 0 \\ \vdots & \ddots & \vdots \\ 0 & \cdots & \boldsymbol{W}_{in} \end{pmatrix} \tag{7-3}$$

地理加权回归所需要的“邻近”的点，用空间权重矩阵可以非常自然地实现。常用的空间权重矩阵主要有距离阈值空间权重矩阵、k 邻近矩阵、高斯核函数空间权重矩阵和二次核函数空间权重矩阵等几种形式。

距离阈值空间权重矩阵如式（7-4）所示：

$$\boldsymbol{W}_{ij} = \begin{cases} 1,\ d_{ij} \leqslant d \\ 0,\ d_{ij} > d \end{cases} \tag{7-4}$$

这种设置方式的缺点在于该函数在空间上不连续，回归点稍有变化就会导致某些数据点离开或者进入回归的区域，这种改变对估计造成了比较明显的影响。因此这种设置方式只在特定的情况下使用。

k 邻近矩阵如式（7-5）所示：

$$\boldsymbol{W}_{ij} = \begin{cases} 1,\ j \in N_k\ (i) \\ 0,\ j \notin N_k\ (i) \end{cases} \tag{7-5}$$

式中，$N_k(i)$ 表示距离空间单元 i 最近的 k 个空间单元所构成的集合。为了保证连续性，可以使用另一种 k 邻近矩阵，如式（7-6）所示：

$$\boldsymbol{W}_{ij} = \begin{cases} [1-(d_{ij}/b_i)^2]^2, & j \in N_k(i) \\ 0, & j \notin N_k(i) \end{cases} \tag{7-6}$$

式中，b_i 表示空间单元 i 与第 k 近的空间单元之间的距离。

在地理加权回归中最常用的空间权重矩阵是高斯核函数空间权重矩阵。高斯核函数空间权重矩阵如式（7-7）所示：

$$\boldsymbol{W}_{ij} = \frac{1}{\sqrt{2\pi}} e^{-\frac{1}{2}\left(\frac{d_{ij}}{h_i}\right)^2} \tag{7-7}$$

式中，h_i 为带宽。

二次核函数空间权重矩阵如式（7-8）所示：

$$\boldsymbol{W}_{ij} = \begin{cases} [1-(d_{ij}/h_i)^2]^2, & d_{ij} \leqslant h_i \\ 0, & d_{ij} > h_i \end{cases} \tag{7-8}$$

高斯核函数空间权重矩阵和二次核函数空间权重矩阵都是连续的，但需要进一步设定带宽 h_i。

7.1.3　地理加权回归空间权重矩阵的带宽设置

带宽可以是内生自适应的，也可以是外生设定的。常用的带宽选择准则有以下几种。

交叉确认如式（7-9）所示：

$$CV = \sum_{i=1}^{n} [y_i - \hat{y}_{i\neq 1}(b)]^2 \tag{7-9}$$

式中，$\hat{y}_{i\neq 1}$ 是用除 y_i 之外的数据对 y_i 的估计值。

广义交叉确认可以对 CV 准则进一步考虑参数数量的改进，如式（7-

10）所示：

$$GCV = n\sum_{i=1}^{n} y_i - \hat{y}_{i\neq 1}(b)^2/(n-K)^2 \quad (7-10)$$

式中，K 是参数数量。

AIC 准则如式（7-11）所示：

$$AIC = -2\ln L + 2K \quad (7-11)$$

AIC_C 准则如式（7-12）所示：

$$AIC_C = 2n\log(\hat{\sigma}) + n\log(2\pi) + n(n+v_1)/(n-2-v_1) \quad (7-12)$$

式中，$\hat{\sigma}$ 是估计的标准差。

确定了权重矩阵和带宽后，就可以对模型进行估计和检验。地理加权回归模型的估计方法包括加权最小二乘法（weighted least squares，WLS）、局部最大似然估计或者贝叶斯估计等。

7.2 中国二级医院空间异质性分析

7.2.1 GWR 模型参数及检验结果

鉴于中国二级医院在地级单元上的分布呈现出显著的空间依赖特征，我们可以进一步对二级医院展开地级行政尺度的空间异质性研究，以此更加全面、透彻地解释中国二级医院空间分布的影响因素。本节利用地理加权回归模型的回归系数估计值展示各个影响因素的影响大小和空间差异。基于 OLS 模型中筛选出的地区生产总值、城镇化率、常住人口、人口密度、人均生产总值 5 个影响因子，借助 ArcGIS 10.2 软件中的地理加权回归计算回归系数（结果见表 7-1），其中模型带宽的计算采用“自适应”核函数的 AIC_c 方法。地理加权回归模型显示，模型的 R^2 为 0.5703，修正后的 R^2 为 0.5335，相较于 OLS 模型的 0.4499 有所提高，说明地理加权回归模型的拟合效果优于 OLS 模型。

表 7-1　GWR 模型参数估计及检验结果

模型参数	数值
邻近邻居	226
残差平方和	52566.3301
有效数	29.6541
AIC_c	2894.0276
R^2	0.5703
修正后的 R^2	0.5335

7.2.2　GWR 模型回归系数的空间差异

OLS 模型的回归结果显示，地区生产总值、城镇化率、常住人口的回归系数均为正值且显著，这与预期一致；但人口密度与人均生产总值的回归系数为显著负值。这 5 个解释变量对二级医院分布的影响程度由大到小依次是城镇化率、常住人口、人口密度、地区生产总值、人均生产总值。考虑到在地级单元尺度中，不同影响因素在地区间的作用强度存在空间差异性，因而对城镇化率、常住人口、人口密度、地区生产总值、人均生产总值等变量逐一进行地理加权回归分析。

第一，局部 R^2 的空间差异。GWR 模型下二级医院回归的 R^2 为 0.5703，局部 R^2 最高值为 0.6595，最低值为 0.2772，存在明显的空间差异。由表 7-2 可知，模型的解释变量对东南部地区及西藏地区的解释力度明显高于其他地区，而对东北地区的解释力度较弱。具体来说，东南部地区的上海和安徽、江西、福建部分城市以及浙江省大部分区域的局部 R^2 最大，其范围在 0.5941～0.6595；而东南部的海南省、广东和广西大部分城市、江苏的盐城和淮安、河南信阳以及江西九江和湖北黄冈等地区的局部 R^2 范围在 0.5319～0.5941，中国其他区域的局部 R^2 呈现“自西南到东北方向逐级递减”的空间分布规律。

表 7-2 GWR 模型二级医院局部 R^2 的分布

局部 R^2 的范围	地级市
0.277182~0.379422	乌兰察布市、兴安盟、包头市、呼伦贝尔市、呼和浩特市、赤峰市、通辽市、锡林郭勒盟、北京市、吉林市、四平市、延边朝鲜族自治州、松原市、白城市、白山市、辽源市、通化市、长春市、天津市、大同市、忻州市、朔州市、保定市、唐山市、廊坊市、张家口市、承德市、石家庄市、秦皇岛市、丹东市、抚顺市、朝阳市、本溪市、沈阳市、盘锦市、营口市、葫芦岛市、辽阳市、铁岭市、阜新市、鞍山市、七台河市、伊春市、佳木斯市、双鸭山市、哈尔滨市、大兴安岭地区、大庆市、牡丹江市等
0.379423~0.461607	乌海市、巴彦淖尔市、鄂尔多斯市、阿拉善盟、中卫市、吴忠市、固原市、石嘴山市、银川市、东营市、威海市、德州市、泰安市、济南市、淄博市、滨州市、潍坊市、烟台市、聊城市、莱芜市、临汾市、吕梁市、太原市、晋中市、晋城市、运城市、长治市、阳泉市、沧州市、衡水市、邢台市、邯郸市、三门峡市、南阳市、安阳市、平顶山市、新乡市、洛阳市、濮阳市、焦作市、许昌市、郑州市、鹤壁市、十堰市、宜昌市、恩施土家族苗族自治州、神农架林区、荆门市、襄阳市、兰州市等
0.461608~0.531943	临沧市、丽江市、保山市、大理白族自治州、德宏傣族景颇族自治州、怒江傈僳族自治州、文山壮族苗族自治州、昆明市、昭通市、普洱市、曲靖市、楚雄彝族自治州、玉溪市、红河哈尼族彝族自治州、西双版纳傣族自治州、迪庆藏族自治州、乐山市、内江市、凉山彝族自治州、南充市、宜宾市、巴中市、广元市、广安市、德阳市、成都市、攀枝花市、泸州市、甘孜藏族自治州、眉山市、绵阳市、自贡市、资阳市、达州市、遂宁市、阿坝藏族羌族自治州、雅安市、临沂市、日照市、枣庄市、济宁市、菏泽市、青岛市、百色市、乌鲁木齐市、五家渠市、伊犁哈萨克自治州、克孜勒苏柯尔克孜自治州、克拉玛依市、博尔塔拉蒙古自治州等
0.531944~0.594148	亳州市、宿州市、淮北市、蚌埠市、阜阳市、东莞市、中山市、云浮市、佛山市、广州市、惠州市、揭阳市、梅州市、汕头市、汕尾市、江门市、河源市、深圳市、清远市、湛江市、潮州市、珠海市、肇庆市、茂名市、阳江市、韶关市、北海市、南宁市、崇左市、来宾市、柳州市、桂林市、梧州市、河池市、玉林市、贵港市、贺州市、钦州市、防城港市、宿迁市、淮安市、盐城市、九江市、南昌市、吉安市、宜春市、抚州市、新余市、萍乡市、赣州市等
0.594149~0.659515	上海市、六安市、合肥市、安庆市、宣城市、巢湖市、池州市、滁州市、铜陵市、马鞍山市、黄山市、南京市、南通市、常州市、扬州市、无锡市、泰州市、苏州市、镇江市、上饶市、景德镇市、鹰潭市、丽水市、嘉兴市、宁波市、杭州市、温州市、湖州市、绍兴市、舟山市、衢州市、金华市、三明市、南平市、厦门市、宁德市、泉州市、福州市、莆田市

第二，城镇化率的回归系数。城镇化率是将城镇人口与总人口对比，用来度量城市化进程的指标。由前面 OLS 模型的回归结果可知，城镇化率是影响二级医院在地级单元上空间分布的最主要因素之一，正向促进作用最大。从空间分布上看，如表 7-3 所示，0.1405~0.2288 的城镇化率回归系数基本分布在以“西南云南—东北黑龙江”的类直线带范围内，且系数从京津冀—山东半岛等环渤海湾地带向西南和东北两个方向逐渐减小。同时，以这条类直线范围为轴，城镇化率回归系数在中国西北和东南呈现对称规律，即西北和东南区域的城镇化率回归系数均处于低值范围，说明城镇化率的提升在这两个区域范围内对其二级医院数量增加的促进作用十分有限。值得注意的是，在新疆、西藏的部分城市中，城镇化率甚至会对二级医院的增加产生负向影响，即城镇化率的提升阻碍了二级医院的增加，可能是因为这些区域正在投身于城市化基础设施建设而暂时忽略了二级医院的建设。

表 7-3　GWR 模型二级医院城镇化率系数的分布

城镇化率系数范围	地级市
-0.089236~0.014220	乌鲁木齐市、五家渠市、伊犁哈萨克自治州、克孜勒苏柯尔克孜自治州、克拉玛依市、博尔塔拉蒙古自治州、吐鲁番市、和田地区、哈密市、喀什地区、图木舒克市、塔城地区、巴音郭楞蒙古自治州、昌吉回族自治州、石河子市、阿克苏地区、阿勒泰地区、阿拉尔市、嘉峪关市、酒泉市、日喀则市、那曲市、阿里地区、海西蒙古族藏族自治州
0.014221~0.140490	乌海市、巴彦淖尔市、鄂尔多斯市、阿拉善盟、甘孜藏族自治州、阿坝藏族羌族自治州、中卫市、吴忠市、固原市、石嘴山市、银川市、东莞市、中山市、云浮市、佛山市、广州市、惠州市、揭阳市、梅州市、汕头市、汕尾市、江门市、河源市、深圳市、清远市、湛江市、潮州市、珠海市、肇庆市、茂名市、阳江市、韶关市、北海市、南宁市、崇左市、来宾市、柳州市、桂林市、梧州市、河池市、玉林市、百色市、贵港市、贺州市、钦州市、防城港市、上饶市、南昌市、吉安市、宜春市等

续表

城镇化率系数范围	地级市
0. 140491~0. 228828	临沧市、丽江市、保山市、大理白族自治州、德宏傣族景颇族自治州、怒江傈僳族自治州、文山壮族苗族自治州、昆明市、普洱市、曲靖市、楚雄彝族自治州、玉溪市、红河哈尼族彝族自治州、西双版纳傣族自治州、迪庆藏族自治州、兴安盟、包头市、呼伦贝尔市、呼和浩特市、吉林市、延边朝鲜族自治州、松原市、白城市、长春市、凉山彝族自治州、南充市、巴中市、广元市、德阳市、成都市、攀枝花市、眉山市、绵阳市、雅安市、六安市、合肥市、安庆市、宣城市、巢湖市、池州市、芜湖市、铜陵市、马鞍山市、黄山市、临汾市、吕梁市、忻州市、九江市、景德镇市、台州市等
0. 228829~0. 319681	上海市、昭通市、乌兰察布市、赤峰市、通辽市、锡林郭勒盟、四平市、白山市、辽源市、通化市、乐山市、内江市、宜宾市、广安市、泸州市、自贡市、资阳市、达州市、遂宁市、亳州市、宿州市、淮北市、淮南市、滁州市、蚌埠市、阜阳市、大同市、太原市、晋中市、晋城市、朔州市、南通市、常州市、扬州市、无锡市、泰州市、宿州市、镇江市、石家庄市、邢台市、邯郸市、三门峡市、信阳市、南阳市、周口市、商丘市等
0. 319682~0. 435226	北京市、天津市、东营市、临沂市、威海市、德州市、日照市、枣庄市、泰安市、济南市、济宁市、淄博市、滨州市、潍坊市、聊城市、莱芜市、菏泽市、青岛市、宿迁市、徐州市、淮安市、盐城市、连云港市、保定市、唐山市、廊坊市、张家口市、承德市、沧州市、秦皇岛市、衡水市、濮阳市、宜昌市、恩施土家族苗族自治州、神农架林区、荆门市、襄阳市、大连市、葫芦岛市

第三，常住人口与人口密度的回归系数。随着中国经济社会的快速发展，人口流动的规模也在迅速扩大，因此考虑到人口的流动性，本节将常住人口纳入分析框架。表 7-4 是 GWR 模型下常住人口回归系数的空间分布情况，可以发现在 0. 0122~0. 0193 范围内的系数以“X”形分布将中国整个地域划分成东、南、西、北四个部分，这个“X”以陕西安康、西安、商洛，河南三门峡，以及湖北十堰、神农架林区、宜昌等城市为交叉点，向东北、西北、西南、东南四个方向延伸。而被它分成的四个部分具有对称规律：南北区域的常住人口回归系数处于高值区间，即人口规模对该地区的二级医院数量增加的解释力度很强；与此相反的是，东西区域的常住人口回归系数处于低值区间，即这些地方的人口规模对二级医院数量的正向作用相对较小，东部部分城市甚至产生负向影响，可能是因为有些东部

城市的人口密集区已经达到饱和状态从而阻碍了二级医院的增加。

与常住人口不同的是，人口密度是衡量单位面积土地上的人口数。表7-5显示了人口密度回归系数的空间分布，除了江苏、新疆南部、西藏以及甘肃、青海的大部分城市表现出人口密度的正向作用外，其他区域均具有负向作用，且这种阻碍作用自东向西逐渐增大。云贵的大部分城市、内蒙古中部、河北和山西的北部城市以及北京等区域中，人口密度对二级医院数量增加的负向影响最大。

综合来看，中国二级医院的空间分布与人口因素具有较大关系，而且这种关系相对密切。常住人口与人口密度的作用一正一负，说明在探索二级医院空间分布的影响因素时，考虑各城市区域面积十分必要。

表7-4　GWR模型二级医院常住人口系数的分布

常住人口系数范围	地级市
-0.006161~0.004873	上海市、吉林市、延边朝鲜族自治州、白山市、辽源市、通化市、六安市、合肥市、安庆市、宣城市、宿州市、巢湖市、池州市、淮南市、滁州市、蚌埠市、铜陵市、阜阳市、马鞍山市、黄山市、东营市、临沂市、日照市、淄博市、潍坊市、烟台市、青岛市、南京市、南通市、宿迁市、常州市、徐州市、扬州市、无锡市、泰州市、淮安市、盐城市、苏州市、连云港市、镇江市、秦皇岛市、信阳市、台州市、嘉兴市、宁波市、杭州市、湖州市、绍兴市、舟山市等
0.004874~0.012231	兴安盟、赤峰市、通辽市、北京市、四平市、松原市、白城市、长春市、南充市、巴中市、广元市、德阳市、成都市、甘孜藏族自治州、眉山市、绵阳市、资阳市、达州市、遂宁市、阿坝藏族羌族自治州、雅安市、天津市、亳州市、淮北市、德州市、枣庄市、泰安市、济南市、济宁市、滨州市、聊城市、莱芜市、菏泽市、上饶市、九江市、南昌市、鹰潭市、唐山市、廊坊市、承德市、沧州市、周口市、商丘市、漯河市、驻马店市、丽水市、温州市、衢州市、仙桃市、咸宁市等
0.012232~0.019344	迪庆藏族自治州、呼伦贝尔市、锡林郭勒盟、乐山市、内江市、凉山彝族自治州、宜宾市、广安市、泸州市、自贡市、吉安市、宜春市、抚州市、新余市、保定市、张家口市、石家庄市、衡水市、邢台市、邯郸市、南阳市、安阳市、平顶山市、开封市、新乡市、洛阳市、濮阳市、焦作市、许昌市、郑州市、鹤壁市、十堰市、宜昌市、恩施土家族苗族自治州、神农架林区、荆州市、岳阳市、临夏回族自治州、兰州市、天水市、定西市、平凉市、三明市、厦门市、泉州市、福州市、莆田市、山南市、拉萨市、日喀则市

续表

常住人口系数范围	地级市
0.019345~0.025664	临沧市、丽江市、保山市、大理白族自治州、德宏傣族景颇族自治州、怒江傈僳族自治州、昆明市、昭通市、曲靖市、楚雄彝族自治州、乌兰察布市、攀枝花市、中卫市、吴忠市、固原市、临汾市、吕梁市、大同市、太原市、忻州市、晋中市、朔州市、运城市、长治市、阳泉市、惠州市、揭阳市、梅州市、汕头市、汕尾市、河源市、赣州市、韶关市、和田地区、喀什地区、图木舒克市、巴音郭楞蒙古自治州、萍乡市、赣州市、三门峡市、常德市、张家界市、株洲市、湘潭市、湘西土家族苗族自治州、益阳市、衡阳市、郴州市、长沙市等
0.025665~0.032958	文山壮族苗族自治州、普洱市、红河哈尼族彝族自治州、西双版纳傣族自治州、乌海市、包头市、呼和浩特市、巴彦淖尔市、鄂尔多斯市、阿拉善盟、石嘴山市、银川市、东莞市、中山市、云浮市、佛山市、广州市、江门市、深圳市、清远市、镇江市、珠海市、肇庆市、茂名市、阳江市、北海市、南宁市、崇左市、来宾市、柳州市、桂林市、梧州市、河池市、玉林市、百色市、贵港市、贺州市、钦州市、防城港市、乌鲁木齐市、五家渠市、伊犁哈萨克自治州、克孜勒苏柯尔克孜自治州、克拉玛依市、博尔塔拉蒙古自治州、吐鲁番市、哈密市、塔城地区、昌吉回族自治州等

表 7-5　GWR 模型二级医院人口密度系数的分布

人口密度系数范围	地级市
-0.009443~-0.006625	丽江市、保山市、大理白族自治州、德宏傣族景颇族自治州、怒江傈僳族自治州、文山壮族苗族自治州、昆明市、昭通市、普洱市、曲靖市、楚雄彝族自治州、玉溪市、红河哈尼族彝族自治州、西双版纳傣族自治州、包头市、呼和浩特市、锡林郭勒盟、北京市、凉山彝族自治州、宜宾市、攀枝花市、泸州市、大同市、忻州市、朔州市、百色市、保定市、张家口市、承德市、六盘水市、安顺市、毕节市、贵阳市、遵义市、铜仁市、黔南布依族苗族自治州、黔西南布依族苗族自治州
-0.006624~-0.004053	迪庆藏族自治州、兴安盟、呼伦贝尔市、巴彦淖尔市、赤峰市、通辽市、鄂尔多斯市、白城市、乐山市、自贡市、天津市、临汾市、吕梁市、太原市、晋中市、晋城市、运城市、长治市、阳泉市、云浮市、湛江市、肇庆市、茂名市、阳江市、北海市、南宁市、崇左市、来宾市、柳州市、桂林市、梧州市、河池市、玉林市、贵港市、贺州市、钦州市、防城港市、唐山市、廊坊市、沧州市、石家庄市、秦皇岛市、衡水市、邢台市、三门峡市、万宁市、三亚市、东方市、临高县、乐东黎族自治县等

续表

人口密度系数范围	地级市
-0.004052~-0.001814	乌海市、吉林省、四平市、延边朝鲜族自治州、松原市、白山市、辽源市、通化市、长春市、内江市、广安市、眉山市、资阳市、遂宁市、石嘴山市、黄山市、东营市、德州市、济南市、滨州市、烟台市、聊城市、东莞市、中山市、佛山市、广州市、惠州市、揭阳市、梅州市、汕头市、汕尾市、江门市、河源市、深圳市、清远市、潮州市、珠海市、韶关市、上饶市、九江市、南昌市、吉安市、宜春市、抚州市、新余市、景德镇市、萍乡市、赣州市、鹰潭市、邯郸市等
-0.001813~0.000800	上海市、阿拉善盟、南充市、巴中市、广元市、德阳市、成都市、绵阳市、达州市、雅安市、中卫市、吴忠市、固原市、银川市、六安市、安庆市、宣城市、巢湖市、池州市、铜陵市、马鞍山市、临沂市、威海市、日照市、枣庄市、泰安市、济宁市、潍坊市、莱芜市、菏泽市、青岛市、乌鲁木齐市、五家渠市、伊犁哈萨克自治州、克孜勒苏柯尔克孜自治州、克拉玛依市、博尔塔拉蒙古自治州、吐鲁番市、哈密市、喀什地区、图木舒克市、塔城地区、昌吉回族自治州、石河子市、阿克苏地区、阿勒泰地区、阿拉尔市、常州市、无锡市等
0.000801~0.004518	甘孜藏族自治州、阿坝藏族羌族自治州、亳州市、合肥市、宿州市、淮北市、淮南市、滁州市、蚌埠市、阜阳市、和田地区、巴音郭楞蒙古自治州、南京市、南通市、宿迁市、徐州市、扬州市、泰州市、淮安市、盐城市、连云港市、镇江市、临夏回族自治州、兰州市、嘉峪关市、定西市、张掖市、武威市、甘南藏族自治州、白银市、酒泉市、金昌市、陇南市、山南市、拉萨市、日喀则市、昌都市、林芝市、那曲市、阿里地区、海东市、海北藏族自治州、海南藏族自治州、玉树藏族自治州、西宁市、黄南藏族自治州

第四，地区生产总值与人均生产总值的回归系数。地区生产总值是衡量一个国家或地区的经济总规模指标，通常来说，一个地方的地区生产总值越高，它就越有能力满足该地区人群对一般医疗资源的庞大需求，因此该地区的二级医院数量也越高，回归结果显示正值也验证了这个经验假说。表7-6充分展示了地区生产总值对中国各个区域二级医院数量增加的具体作用。在0.0018~0.0028区间内的地区生产总值回归系数以陕西安康与湖北的十堰、襄阳为交叉点呈“X”形分布，这个“X”将中国其他领域划分为东、南、西、北四个部分，东西方向的城市拥有较大的地区生产总值回归系数，说明在这些城市地区生产总值对二级医院分布的影响更大；与此相反，南北方向的城市拥有较小的地区生产总值回归系数，说明

在这些城市地区生产总值对二级医院分布的影响较小，尤其是在贵州东南部、湖南南部、云南东部、广东和广西的大部分城市以及整个海南省，地区生产总值回归系数最小，甚至可以忽略不计。

表 7-6　GWR 模型二级医院地区生产总值系数的分布

地区生产总值系数范围	地级市
-0.000337~0.000610	文山壮族苗族自治州、红河哈尼族彝族自治州、巴彦淖尔市、东莞市、中山市、云浮市、佛山市、广州市、江门市、深圳市、清远市、湛江市、珠海市、肇庆市、茂名市、阳江市、北海市、南宁市、崇左市、来宾市、柳州市、桂林市、梧州市、河池市、玉林市、百色市、贺州市、钦州市、防城港市、万宁市、三亚市、东方市、临高县、乐东黎族自治县、五指山市、保亭黎族苗族自治县、儋州市、定安县、屯昌县、文昌市、昌江黎族自治县、海口市、澄迈县、琼中黎族苗族自治县、琼海市、白沙黎族自治县、陵水黎族自治县、娄底市、怀化市、永州市等
0.000611~0.001777	临沧市、丽江市、保山市、大理白族自治州、德宏傣族景颇族自治州、昆明市、昭通市、普洱市、曲靖市、楚雄彝族自治州、玉溪市、乌兰察布市、乌海市、包头市、呼伦贝尔市、呼和浩特市、鄂尔多斯市、锡林郭勒盟、阿拉善盟、攀枝花市、泸州市、中卫市、吴忠市、固原市、石嘴山市、银川市、临汾市、吕梁市、大同市、太原市、忻州市、晋中市、晋城市、朔州市、运城市、长治市、阳泉市、惠州市、揭阳市、梅州市、汕头市、汕尾市、河源市、潮州市、韶关市、乌鲁木齐市、五家渠市、伊犁哈萨克自治州、克拉玛依市、博尔塔拉蒙古自治州等
0.001778~0.002821	怒江傈僳族自治州、迪庆藏族自治州、兴安盟、赤峰市、通辽市、北京市、松原市、白城市、乐山市、内江市、凉山彝族自治州、宜宾市、广安市、眉山市、自贡市、资阳市、达州市、遂宁市、天津市、聊城市、克孜勒苏柯尔克孜自治州、和田地区、喀什地区、图木舒克市、巴音郭楞蒙古自治州、阿克苏地区、阿拉尔市、吉安市、宜春市、新余市、保定市、廊坊市、张家口市、承德市、沧州市、石家庄市、衡水市、邢台市、邯郸市、南阳市、安阳市、平顶山市、开封市、新乡市、洛阳市、濮阳市、焦作市、许昌市、郑州市、鹤壁市等
0.002822~0.003932	吉林市、四平市、延边朝鲜族自治州、白山市、辽源市、通化市、长春市、南充市、巴中市、广元市、德阳市、成都市、甘孜藏族自治州、绵阳市、阿坝藏族羌族自治州、雅安市、亳州市、宿州市、淮北市、东营市、临沂市、枣庄市、泰安市、济南市、济宁市、淄博市、滨州市、潍坊市、莱芜市、菏泽市、徐州市、九江市、南昌市、抚州市、鹰潭市、唐山市、秦皇岛市、周口市、商丘市、漯河市、驻马店市、仙桃市、咸宁市、天门市、荆门市、随州市、甘南藏族自治州、陇南市、南平市、宁德市等

续表

地区生产总值系数范围	地级市
0. 003933 ~0. 005118	六安市、合肥市、安庆市、宣城市、巢湖市、池州市、淮南市、滁州市、芜湖市、蚌埠市、铜陵市、马鞍山市、黄山市、威海市、日照市、烟台市、青岛市、南京市、南通市、宿迁市、常州市、扬州市、无锡市、泰州市、淮安市、盐城市、苏州市、连云港市、镇江市、上饶市、景德镇市、信阳市、丽水市、台州市、嘉兴市、宁波市、杭州市、温州市、湖州市、绍兴市、舟山市、衢州市、金华市、孝感市、武汉市、鄂州市、黄冈市、黄石市

人均生产总值更强调经济发展的质量，表 7-7 充分展示了人均生产总值对中国各个区域二级医院数量增加的具体作用。以黑龙江北部和内蒙古锡林郭勒、赤峰、兴安盟、通辽到福建龙岩、漳州以及广东汕头、潮州、梅州这条贯通南北的直线带为界，其东部区域的人均生产总值对二级医院的增加具有负向作用，其西部区域的人均生产总值对二级医院的增加具有正向作用。但无论是正向作用还是负向作用，人均生产总值的回归系数均较小，甚至可以忽略。

表 7-7　GWR 模型二级医院人均地区生产总值系数的分布

人均地区生产总值系数范围	地级市
−0. 000329 ~ −0. 000229	上海市、亳州市、六安市、合肥市、安庆市、宣城市、宿州市、巢湖市、池州市、淮北市、淮南市、滁州市、蚌埠市、铜陵市、阜阳市、马鞍山市、黄山市、东营市、临沂市、威海市、日照市、枣庄市、淄博市、潍坊市、烟台市、青岛市、南京市、南通市、宿迁市、常州市、徐州市、扬州市、无锡市、泰州市、淮安市、盐城市、苏州市、连云港市、镇江市、上饶市、景德镇市、信阳市、丽水市、台州市、嘉兴市、宁波市、杭州市、温州市、湖州市等
−0. 000228 ~ −0. 000142	北京市、吉林市、四平市、延边朝鲜族自治州、白山市、辽源市、通化市、长春市、天津市、德州市、泰安市、济南市、济宁市、滨州市、聊城市、菏泽市、九江市、南昌市、宜春市、抚州市、鹰潭市、唐山市、廊坊市、承德市、沧州市、秦皇岛市、衡水市、周口市、商丘市、开封市、漯河市、濮阳市、许昌市、驻马店市、仙桃市、咸宁市、天门市、潜江市、荆门市、襄阳市、三明市、南平市、宁德市、泉州市、福州市、莆田市、丹东市、抚顺市、朝阳市、本溪市等

续表

人均地区生产总值系数范围	地级市
-0.000141～-0.000054	乌兰察布市、兴安盟、呼伦贝尔市、赤峰市、通辽市、锡林郭勒盟、松原市、白城市、大同市、晋中市、晋城市、长治市、阳泉市、揭阳市、梅州市、汕头市、潮州市、吉安市、新余市、萍乡市、赣州市、保定市、张家口市、石家庄市、邢台市、邯郸市、南阳市、安阳市、平顶山市、新乡市、洛阳市、焦作市、郑州市、鹤壁市、十堰市、宜昌市、神农架林区、荆州市、岳阳市、长沙市、厦门市、漳州市、龙岩市、七台河市、伊春市、佳木斯市、双鸭山市、哈尔滨市、大庆市、绥化市等
-0.000053～0.000020	怒江傈僳族自治州、迪庆藏族自治州、包头市、呼和浩特市、巴彦淖尔市、鄂尔多斯市、乐山市、内江市、南充市、巴中市、广元市、广安市、德阳市、成都市、甘孜藏族自治州、眉山市、绵阳市、自贡市、资阳市、达州市、遂宁市、阿坝藏族羌族自治州、雅安市、固原市、临汾市、吕梁市、太原市、忻州市、朔州市、运城市、东莞市、中山市、佛山市、广州市、惠州市、汕尾市、河源市、深圳市、清远市、珠海市、韶关市、三门峡市、恩施土家族苗族自治州、常德市、张家界市、株洲市、湘潭市、湘西土家族苗族自治州、益阳市、衡阳市等
0.000021～0.000072	临沧市、丽江市、保山市、大理白族自治州、德宏傣族景颇族自治州、文山壮族苗族自治州、昆明市、昭通市、普洱市、曲靖市、楚雄彝族自治州、玉溪市、红河哈尼族彝族自治州、西双版纳傣族自治州、乌海市、阿拉善盟、凉山彝族自治州、宜宾市、攀枝花市、泸州市、中卫市、吴忠市、石嘴山市、银川市、云浮市、江门市、湛江市、肇庆市、茂名市、阳江市、北海市、南宁市、崇左市、来宾市、柳州市、桂林市、梧州市、河池市、玉林市、百色市、贵港市、贺州市、钦州市、防城港市、乌鲁木齐市、五家渠市、伊犁哈萨克自治州、克孜勒苏柯尔克孜自治州、克拉玛依市、博尔塔拉蒙古自治州等

总体而言，中国二级医院的空间分布与经济因素具有一定关系，但这种关系并不密切。这说明中国二级医院的增加更容易受城镇化率与人口因素的影响，而经济因素中的经济规模（地区生产总值）和经济发展质量（人均生产总值）对其影响十分有限。

7.3　中国三级医院空间异质性分析

7.3.1　GWR 模型参数及检验结果

ESDA 分析表明，中国地级单元三级医院分布呈现出显著的空间依赖特征。为了更加全面、透彻地解释中国三级医院空间分布的影响因素，尤其是对地级行政尺度的空间异质性研究，本节进一步采用地理加权回归进行分析。利用地理加权回归模型的回归系数估计值展示各个影响因素的影响大小和空间差异。在 OLS 模型筛选出影响三级医院空间分布的主要因子的基础上，进行地理加权回归。回归系数的计算在 ArcGIS 10.2 软件中应用地理加权回归实现（结果见表 7-8），其中模型带宽的计算采用“自适应”核函数的 AIC_c 方法，地理加权回归模型显示，模型的 R^2 为 0.8921，修正后的 R^2 为 0.8749，相比 OLS 模型的 0.8482 有所提高，说明地理加权回归模型拟合效果优于 OLS 模型结果。

表 7-8　GWR 模型参数估计及检验结果

模型参数	数值
邻近邻居	128
残差平方和	941.9585
有效数	50.9458
AIC_c	1470.6736
R^2	0.8921
修正后的 R^2	0.8749

7.3.2　GWR 模型回归系数的空间差异

在 OLS 回归结果的基础上，选取的 5 个解释变量的估计系数均为正值，且系数符号与预期一致。这 5 个解释变量对三级医院分布的影响由大到小依次是城市级别、拥有的医学院数量、城镇化率、城镇人口、地区生产总值。考虑到地级单元三级医院分布不同影响因素的作用在不同地区有较大的空间差异和明显的区域特征，下面将基于GWR模型的估计结果对三级医院分布的5个影响因素的空间差异逐一进行分析。

第一，局部R^2的空间差异。GWR模型回归的R^2为0.8921，局部R^2最高值为0.9267，最低值为0.7457，存在明显的空间差异，通过表7-9可以发现，模型的解释变量对东部地区的解释力度明显高于对西部地区的解释力度。为此，根据局部R^2的值，我们将中国地级行政单元划分为5个阶段：①局部R^2在0.7457~0.7874，主要包括新疆、西藏、甘肃大部，以及青海和河南的部分地区，占整个研究单元的16.57%。②局部R^2在0.7874~0.8301，主要包括新疆阿勒泰地区、内蒙古阿拉善盟，以及四川、陕西、山西、河南、湖北和山东的部分区域，占整个研究单元的16.90%。③局部R^2在0.8301~0.8615，主要包括东北的佳木斯、鸡西、双鸭山、牡丹江、延边朝鲜族自治州、白山、通化、本溪、丹东和大连。此外，山东半岛、重庆、湖南、湖北、四川、贵州，以及江西、安徽、江苏的部分城市也在这个区间，共占整个研究单元的16.90%。④局部R^2在0.8615~0.8950，主要包括东北大部分区域、山西吕梁、河北邯郸，以及东南部的上海、浙江和福建的大部分区域，占整个研究单元的25.21%。⑤局部R^2在0.8950~0.9267，主要包括广西、广东、海南的大部分城市，河北北部，内蒙古的锡林郭勒、包头、呼和浩特、巴彦淖尔、乌兰察布，占整个研究单元的24.42%。

表7-9　GWR模型三级医院局部R^2的分布

局部R^2的范围	地级市
0.745688~0.787382	中卫市、吴忠市、固原市、亳州市、阜阳市、乌鲁木齐市、五家渠市、伊犁哈萨克自治州、克孜勒苏柯尔克孜自治州、克拉玛依市、博尔塔拉蒙古自治州、吐鲁番市、和田地区、哈密市、喀什地区、图木舒克市、塔城地区、巴音郭楞蒙古自治州、昌吉回族自治州、石河子市、阿克苏地区、阿拉尔市、信阳市、周口市、商丘市、开封市、漯河市、许昌市、驻马店市、临夏回族自治州、兰州市、嘉峪关市、天水市、定西市、平凉市、庆阳市、张掖市、武威市、甘南藏族自治州、白银市、酒泉市、金昌市、陇南市、山南市、拉萨市、日喀则市、昌都市、林芝市、那曲市、阿里地区等

续表

局部 R^2 的范围	地级市
0.787383~0.830145	临沧市、保山市、大理白族自治州、德宏傣族景颇族自治州、怒江傈僳族自治州、昆明市、普洱市、楚雄彝族自治州、玉溪市、红河哈尼族彝族自治州、西双版纳傣族自治州、迪庆藏族自治州、阿拉善盟、南充市、巴中市、广元市、德阳市、甘孜藏族自治州、绵阳市、阿坝藏族羌族自治州、银川市、六安市、宿州市、淮北市、淮南市、蚌埠市、枣庄市、济宁市、菏泽市、运城市、阿勒泰地区、徐州市、九江市、三门峡市、南阳市、平顶山市、新乡市、洛阳市、焦作市、郑州市、仙桃市、咸宁市、天门市、孝感市、武汉市、潜江市、荆州市、荆门市、襄阳市、鄂州市等
0.830146~0.861525	丽江市、文山壮族苗族自治州、昭通市、曲靖市、乌海市、延边朝鲜族自治州、白山市、通化市、乐山市、内江市、凉山彝族自治州、宜宾市、广安市、成都市、攀枝花市、泸州市、眉山市、自贡市、资阳市、遂宁市、雅安市、石嘴山市、合肥市、安庆市、巢湖市、池州市、滁州市、铜陵市、临沂市、威海市、日照市、泰安市、潍坊市、烟台市、青岛市、临汾市、晋城市、宿迁市、淮安市、连云港市、上饶市、南昌市、宜春市、抚州市、新余市、景德镇市、鹰潭市、安阳市、濮阳市、鹤壁市等
0.861526~0.895031	上海市、兴安盟、呼伦贝尔市、通辽市、鄂尔多斯市、吉林市、四平市、松原市、白城市、辽源市、长春市、宣城市、马鞍山市、黄山市、东营市、德州市、济南市、淄博市、滨州市、聊城市、莱芜市、吕梁市、长治市、梅州市、汕头市、潮州市、河池市、百色市、南京市、南通市、常州市、扬州市、无锡市、泰州市、盐城市、苏州市、镇江市、吉安市、萍乡市、赣州市、唐山市、秦皇岛市、邯郸市、丽水市、台州市、嘉兴市、宁波市、杭州市、温州市等
0.895032~0.926699	乌兰察布市、包头市、呼和浩特市、巴彦淖尔市、锡林郭勒盟、北京市、天津市、大同市、太原市、忻州市、晋中市、朔州市、阳泉市、东莞市、中山市、云浮市、佛山市、广州市、惠州市、揭阳市、汕尾市、江门市、河源市、深圳市、清远市、湛江市、珠海市、肇庆市、茂名市、阳江市、韶关市、北海市、南宁市、崇左市、来宾市、柳州市、桂林市、梧州市、玉林市、贵港市、贺州市、钦州市、防城港市、保定市、廊坊市、张家口市、承德市、沧州市、石家庄市、衡水市等

第二，城市级别影响三级医院分布的空间差异。本节将研究单元划分为两种类型，即地级单元和地级以上单元，其中地级以上单元包括计划单列市、省会城市和直辖市。从城市级别研究中国优质医疗资源空间分布的文献相对较少，但根据经验可以判断，城市级别越高，三级医院分布就越

多，统计结果也证实了该判断。本节将城市级别同其他解释变量一起纳入分析框架，研究发现，城市级别是影响中国三级医院分布的最主要因素。前文中 OLS 回归结果表明，在控制其他解释变量不变的情况下，城市级别变化 1 个标准单位，三级医院数量变化 3.8127 个标准单位。回归系数的空间分布呈现出“北强南弱”的分布特征，也就是说城市级别对中国三级医院分布的影响中，北方区域影响系数较高，而南方区域影响系数相对较低。影响系数的最高值为 7.9608，约为影响系数最低值（1.6948）的 4.7 倍。甘肃、陕西、四川的部分城市以及陕西商洛、湖北十堰和湖南张家界等区域的城市级别系数处于最高值区间，而贵州、广东、广西和海南大部分城市的城市级别系数处于最低值区间，因此重点在南部地区的地级城市加大医疗资源投入，以弱化城市级别对三级医院空间分布不均衡的影响，可以考虑在 72 个无三级医院的地级城市中选择部分城市培育或创建新的三级医院，以缓解优质医疗资源空间分布不均衡的问题。

表 7-10　GWR 模型三级医院城市级别系数的分布

城市级别系数范围	地级市
1.694781~2.642964	东莞市、中山市、云浮市、佛山市、广州市、惠州市、揭阳市、汕尾市、江门市、河源市、深圳市、清远市、湛江市、珠海市、肇庆市、茂名市、阳江市、韶关市、北海市、南宁市、来宾市、柳州市、桂林市、梧州市、玉林市、贵港市、贺州市、钦州市、防城港市、万宁市、三亚市、东方市、临高县、乐东黎族自治县、五指山市、保亭黎族苗族自治县、儋州市、定安县、屯昌县、昌江黎族自治县、海口市、澄迈县、琼中黎族苗族自治县、琼海市、白沙黎族自治县、陵水黎族自治县、怀化市、永州市、山南市、拉萨市等
2.642965~3.767245	临沧市、丽江市、保山市、大理白族自治州、德宏傣族景颇族自治州、怒江傈僳族自治州、文山壮族苗族自治州、昆明市、昭通市、普洱市、曲靖市、楚雄彝族自治州、玉溪市、红河哈尼族彝族自治州、西双版纳傣族自治州、迪庆藏族自治州、乐山市、内江市、凉山彝族自治州、宜宾市、攀枝花市、泸州市、眉山市、自贡市、梅州市、汕头市、潮州市、河池市、百色市、吉安市、新余市、萍乡市、赣州市、信阳市、漯河市、驻马店市、仙桃市、咸宁市、天门市、孝感市、武汉市、潜江市、荆州市、鄂州市、随州市、黄冈市、黄石市、娄底市、岳阳市、株洲市等

续表

城市级别系数范围	地级市
3.767246~4.656383	上海市、乌兰察布市、乌海市、包头市、呼和浩特市、巴彦淖尔市、鄂尔多斯市、德阳市、成都市、甘孜藏族自治州、资阳市、遂宁市、雅安市、石嘴山市、亳州市、六安市、合肥市、安庆市、宣城市、宿州市、巢湖市、池州市、淮北市、淮南市、滁州市、芜湖市、蚌埠市、铜陵市、阜阳市、马鞍山市、黄山市、东营市、临沂市、威海市、德州市、日照市、枣庄市、泰安市、济南市、济宁市、淄博市、滨州市、潍坊市、烟台市、聊城市、莱芜市、菏泽市、青岛市、临汾市、吕梁市等
4.656384~5.556957	兴安盟、呼伦贝尔市、赤峰市、通辽市、锡林郭勒盟、阿拉善盟、北京市、吉林市、四平市、延边朝鲜族自治州、松原市、白城市、白山市、辽源市、通化市、长春市、南充市、广安市、绵阳市、阿坝藏族羌族自治州、天津市、中卫市、吴忠市、固原市、银川市、运城市、乌鲁木齐市、五家渠市、伊犁哈萨克自治州、克拉玛依市、博尔塔拉蒙古自治州、吐鲁番市、哈密市、塔城地区、昌吉回族自治州、石河子市、阿勒泰地区、唐山市、廊坊市、张家口市、承德市、秦皇岛市、南阳市、洛阳市、宜昌市、襄阳市、平凉市、庆阳市、武威市、酒泉市等
5.556958~7.960783	巴中市、广元市、达州市、三门峡市、十堰市、恩施土家族苗族自治州、神农架林区、临夏回族自治州、兰州市、嘉峪关市、天水市、定西市、张掖市、甘南藏族自治州、白银市、陇南市、咸阳市、商洛市、安康市、宝鸡市、汉中市、西安市、海东市、海北藏族自治州、西宁市、黄南藏族自治州

第三，医学院数量影响三级医院分布的空间差异。拥有的医学院数量是表征医学教育的核心变量，鲜有文献从医学教育等因素入手分析中国优质医疗资源配置不平衡问题。前文 OLS 回归结果表明，在控制其他解释变量不变的情况下，医学院数量增加 1 个标准单位，三级医院数量增加 2.4937 个标准单位。医学院数量是影响中国三级医院分布的核心要素，通过 GWR 模型分析可以发现，地级单元中影响系数最大值为 3.1492，最小值为-0.2583，医学院数量对不同区域的影响程度存在较大的空间差异（见表 7-11）。从回归系数的空间分布来看，存在由南向北逐渐递减的趋势：①南部地区的回归系数较高，尤其是湖北、湖南、广东、广西和海南大部分城市，回归系数属于最高值区间，回归系数超过 2.2004 的空间单元有 153 个，占所有空间单元的比重为 42.38%。这说明医学院数量对南部地区三级医院分布的影响较大。②云南、东北地区的北部，以及河南、江苏、

浙江和河北部分城市的回归系数介于 1.7128~2.2003，说明医学院数量对该区域三级医院空间分布的影响比对南部地区的影响小，但比对北部地区的影响大。③医学院数量对西北部地区三级医院分布的影响相对较小，主要包括西藏、新疆、青海、宁夏，以及内蒙古、陕西、山西和四川的部分地区。

表 7-11　GWR 模型三级医院医学院数量系数的分布

医学院数量系数范围	地级市
-0.258311~0.895844	乌海市、巴彦淖尔市、鄂尔多斯市、阿拉善盟、中卫市、吴忠市、固原市、石嘴山市、银川市、乌鲁木齐市、五家渠市、克拉玛依市、博尔塔拉蒙古自治州、吐鲁番市、哈密市、塔城地区、昌吉回族自治州、石河子市、阿勒泰地区、临夏回族自治州、兰州市、嘉峪关市、天水市、定西市、张掖市、武威市、甘南藏族自治州、白银市、酒泉市、金昌市、陇南市、果洛藏族自治州、海东市、海北藏族自治州、海南藏族自治州、海西蒙古族藏族自治州、西宁市、黄南藏族自治州
0.895845~1.712839	乌兰察布市、包头市、呼和浩特市、南充市、巴中市、广元市、广安市、德阳市、成都市、甘孜藏族自治州、眉山市、绵阳市、资阳市、达州市、遂宁市、阿坝藏族羌族自治州、雅安市、临汾市、吕梁市、大同市、太原市、忻州市、晋中市、晋城市、朔州市、运城市、长治市、阳泉市、克孜勒苏柯尔克孜自治州、和田地区、图木舒克市、巴音郭楞蒙古自治州、阿克苏地区、阿拉尔市、三门峡市、洛阳市、焦作市、平凉市、庆阳市、拉萨市、昌都市、林芝市、那曲市、重庆市、咸阳市、商洛市、安康市、宝鸡市、延安市、榆林市等
1.712840~2.200438	上海市、临沧市、丽江市、保山市、大理白族自治州、德宏傣族景颇族自治州、怒江傈僳族自治州、昆明市、昭通市、普洱市、曲靖市、楚雄彝族自治州、玉溪市、红河哈尼族彝族自治州、西双版纳傣族自治州、迪庆藏族自治州、兴安盟、呼伦贝尔市、赤峰市、通辽市、锡林郭勒盟、北京市、松原市、白城市、内江市、凉山彝族自治州、宜宾市、攀枝花市、泸州市、自贡市、亳州市、合肥市、宣城市、宿州市、巢湖市、淮北市、淮南市、滁州市、芜湖市、蚌埠市、铜陵市、阜阳市、马鞍山市、菏泽市、喀什地区、南京市、南通市、宿迁市、常州市、徐州市等
2.200439~2.621419	文山壮族苗族自治州、吉林市、四平市、延边朝鲜族自治州、白山市、辽源市、通化市、长春市、天津市、六安市、安庆市、池州市、黄山市、东营市、临沂市、德州市、日照市、枣庄市、泰安市、济南市、济宁市、淄博市、滨州市、潍坊市、聊城市、莱芜市、青岛市、百色市、上饶市、九江市、南昌市、吉安市、宜春市、新余市、景德镇市、赣州市、唐山市、沧州市、秦皇岛市、信阳市、杭州市、衢州市、金华市、咸宁市、孝感市、武汉市、襄阳市、鄂州市、随州市、黄冈市等

续表

医学院数量系数范围	地级市
2.621420 ~3.149174	威海市、烟台市、东莞市、中山市、云浮市、佛山市、广州市、惠州市、揭阳市、梅州市、汕头市、汕尾市、江门市、河源市、深圳市、清远市、湛江市、潮州市、珠海市、肇庆市、茂名市、阳江市、韶关市、北海市、南宁市、崇左市、来宾市、柳州市、桂林市、梧州市、河池市、玉林市、贵港市、贺州市、钦州市、防城港市、萍乡市、万宁市、三亚市、东方市、临高县、乐东黎族自治县、五指山市、保亭黎族苗族自治县、儋州市、定安县、屯昌县、文昌市、昌江黎族自治县、海口市等

截至2017年年底，中国共有84家医科大学或医学院，主要分布在东部地区。在361个研究单元中，拥有2所及以上医学院的城市共有19个，其中北京、上海均拥有6所医学院，广州和沈阳分别拥有5所和4所医学院，天津、杭州、长春等城市拥有3所医学院。医学院一般下属至少1家附属医院，并且该医院往往为当地最优质的医疗机构，这可以解释医学院数量为什么是影响中国三级医院分布的重要因素。

第四，城镇化率与城镇人口影响三级医院分布的空间差异。将城镇化率纳入模型，分析其对中国三级医院分布的影响（见表7-12）。OLS回归结果表明，在控制其他解释变量不变的情况下，城镇化率每提高1个标准单位，三级医院数量将增加0.0217个标准单位。城镇化率对三级医院分布的影响系数虽然为正，但数值较小，回归系数的区间为-0.0059~0.0854。即便如此，城镇化率对三级医院分布的影响系数在空间上仍呈现较为显著的特征。城镇化率对东北地区、长三角、珠三角地区以及大部分西北地区三级医院分布的影响较小，而对京津冀地区、山东半岛、川渝和云贵部分城市的影响较大。总体来说，提升城镇化率对三级医院分布有一定的正向影响，但影响幅度有限。

由前文OLS回归结果可知，在控制其他解释变量不变的情况下，城镇人口每提高1个标准单位，三级医院数量增加0.0027个标准单位，其影响程度比城镇化率更低。表7-13显示了城镇人口回归系数的空间分布恰好与城镇化率系数的空间分布相反，即城镇化率系数显示高值的区域在城镇人口系数上却表现为低值，而城镇化率系数显示低值的区域在城镇人口系数上却表现为高值（东南部的浙江、江西和福建大部分城市除外，它们在城镇化率与城镇人口系数上均表现为低值）。

表 7-12　GWR 模型三级医院城镇化率系数的分布

城镇化率系数范围	地级市
-0.005905~0.009281	乌海市、呼伦贝尔市、阿拉善盟、吉林市、延边朝鲜族自治州、松原市、长春市、吴忠市、石嘴山市、银川市、揭阳市、梅州市、汕头市、潮州市、上饶市、南昌市、吉安市、宜春市、抚州市、新余市、景德镇市、赣州市、鹰潭市、驻马店市、丽水市、台州市、宁波市、绍兴市、衢州市、金华市、三明市、南平市、厦门市、宁德市、泉州市、漳州市、福州市、莆田市、龙岩市、七台河市、伊春市、佳木斯市、双鸭山市、哈尔滨市、大兴安岭地区、大庆市、牡丹江市、绥化市、鸡西市、鹤岗市等
0.009282~0.022010	兴安盟、包头市、巴彦淖尔市、通辽市、鄂尔多斯市、四平市、白城市、白山市、辽源市、通化市、中卫市、固原市、亳州市、阜阳市、黄山市、菏泽市、东莞市、中山市、佛山市、广州市、惠州市、汕尾市、江门市、河源市、深圳市、珠海市、韶关市、乌鲁木齐市、五家渠市、伊犁哈萨克自治州、克孜勒苏柯尔克孜自治州、克拉玛依市、博尔塔拉蒙古自治州、吐鲁番市、和田地区、哈密市、喀什地区、图木舒克市、塔城地区、巴音郭楞蒙古自治州、昌吉回族自治州、石河子市、阿克苏地区、阿勒泰地区、阿拉尔市、九江市、萍乡市、信阳市、周口市、商丘市等
0.022011~0.034727	上海市、乌兰察布市、呼和浩特市、赤峰市、锡林郭勒盟、阿坝藏族羌族自治州、六安市、合肥市、安庆市、宣城市、宿州市、巢湖市、池州市、淮北市、淮南市、滁州市、芜湖市、蚌埠市、铜陵市、马鞍山市、德州市、枣庄市、泰安市、济南市、济宁市、聊城市、莱芜市、吕梁市、忻州市、朔州市、云浮市、清远市、湛江市、肇庆市、茂名市、阳江市、北海市、梧州市、玉林市、贺州市、常州市、徐州市、无锡市、苏州市、邯郸市、南阳市、安阳市、平顶山市、开封市、新乡市等
0.034728~0.053545	临沧市、保山市、大理白族自治州、德宏傣族景颇族自治州、文山壮族苗族自治州、昆明市、普洱市、楚雄彝族自治州、玉溪市、红河哈尼族彝族自治州、西双版纳傣族自治州、北京市、广元市、甘孜藏族自治州、绵阳市、天津市、东营市、临沂市、威海市、日照市、淄博市、滨州市、潍坊市、烟台市、青岛市、临汾市、大同市、太原市、晋中市、晋城市、运城市、长治市、阳泉市、南宁市、崇左市、来宾市、柳州市、桂林市、百色市、贵港市、钦州市、防城港市、南京市、南通市、扬州市、泰州市、淮安市、盐城市、连云港市、镇江市等

续表

城镇化率系数范围	地级市
0.053546~0.085415	丽江市、怒江傈僳族自治州、昭通市、曲靖市、迪庆藏族自治州、乐山市、内江市、凉山彝族自治州、南充市、宜宾市、广安市、德阳市、成都市、攀枝花市、泸州市、眉山市、自贡市、资阳市、达州市、遂宁市、雅安市、河池市、怀化市、湘西土家族苗族自治州、六盘水市、安顺市、毕节市、贵阳市、铜仁市、黔东南苗族侗族自治州、黔南布依族苗族自治州、黔西南布依族苗族自治州、重庆市

表7-13　GWR模型三级医院城镇人口系数的分布

城镇人口系数范围	地级市
0.000098~0.001763	临沧市、丽江市、保山市、大理白族自治州、德宏傣族景颇族自治州、怒江傈僳族自治州、文山壮族苗族自治州、昆明市、普洱市、曲靖市、楚雄彝族自治州、玉溪市、红河哈尼族彝族自治州、西双版纳傣族自治州、迪庆藏族自治州、凉山彝族自治州、攀枝花市、河池市、百色市、上饶市、南昌市、景德镇市、鹰潭市、三门峡市、南阳市、平顶山市、漯河市、驻马店市、仙桃市、天门市、荆门市、襄阳市、随州市、怀化市、邵阳市、六盘水市、安顺市、黔东南苗族侗族自治州、黔南布依族苗族自治州、黔西南布依族苗族自治州、商洛市、西安市
0.001764~0.003058	昭通市、赤峰市、锡林郭勒盟、北京市、乐山市、内江市、宜宾市、泸州市、甘孜藏族自治州、眉山市、自贡市、雅安市、天津市、银川市、亳州市、六安市、合肥市、安庆市、宣城市、池州市、淮北市、淮南市、芜湖市、铜陵市、阜阳市、黄山市、晋城市、长治市、梅州市、汕头市、潮州市、崇左市、柳州市、桂林市、九江市、吉安市、宜春市、抚州市、新余市、萍乡市、赣州市、保定市、唐山市、廊坊市、张家口市、承德市、秦皇岛市、邢台市、邯郸市、信阳市等
0.003059~0.004424	上海市、乌兰察布市、乌海市、兴安盟、包头市、呼和浩特市、通辽市、鄂尔多斯市、阿拉善盟、白城市、南充市、巴中市、广元市、广安市、德阳市、成都市、绵阳市、资阳市、达州市、遂宁市、阿坝藏族羌族自治州、吴忠市、固原市、石嘴山市、宿州市、巢湖市、滁州市、蚌埠市、马鞍山市、东营市、德州市、枣庄市、泰安市、济南市、济宁市、滨州市、聊城市、菏泽市、临汾市、吕梁市、大同市、太原市、忻州市、晋中市、朔州市、运城市、阳泉市、揭阳市、汕尾市、河源市等

续表

城镇人口系数范围	地级市
0.004425~0.005951	呼伦贝尔市、吉林市、四平市、松原市、辽源市、通化市、长春市、中卫市、临沂市、威海市、日照市、淄博市、潍坊市、烟台市、莱芜市、青岛市、东莞市、中山市、云浮市、佛山市、广州市、惠州市、江门市、深圳市、清远市、湛江市、珠海市、肇庆市、茂名市、阳江市、北海市、梧州市、玉林市、贵港市、钦州市、伊犁哈萨克自治州、克孜勒苏柯尔克孜自治州、克拉玛依市、博尔塔拉蒙古自治州、和田地区、喀什地区、图木舒克市、塔城地区、阿克苏地区、阿勒泰地区、阿拉尔市、盐城市、连云港市、东方市、昌江黎族自治县等
0.005952~0.009404	延边朝鲜族自治州、白山市、乌鲁木齐市、五家渠市、吐鲁番市、哈密市、巴音郭楞蒙古自治州、昌吉回族自治州、石河子市、万宁市、三亚市、临高县、乐东黎族自治县、五指山市、保亭黎族苗族自治县、儋州市、定安县、屯昌县、文昌市、海口市、澄迈县、琼中黎族苗族自治县、琼海市、白沙黎族自治县、陵水黎族自治县、嘉峪关市、张掖市、海北藏族自治州、海南藏族自治州、海西蒙古族藏族自治州、玉树藏族自治州、西宁市、七台河市、伊春市、佳木斯市、双鸭山市、牡丹江市、鸡西市、鹤岗市

总体来说，城镇化率的提升会促进三级医院数量的增加，但这种促进作用十分微小，尤其是城镇人口指标的作用甚至可以忽略不计。

第五，地区生产总值影响三级医院分布的空间差异。OLS 回归结果表明，在控制其他解释变量不变的情况下，地区生产总值每提高 1 个标准单位，三级医院数量增加 0.0004 个标准单位（见表 7-14）。虽然地区生产总值对三级医院分布能够产生正向影响，但影响微乎其微，说明中国三级医院的分布并与地区生产总值的规模之间不存在必然联系。如鞍山市的地区生产总值远低于重庆，但鞍山市拥有 12 家三级医院，而重庆市只有 11 家三级医院。虽然地区生产总值对三级医院分布产生的正向影响较小，但影响系数在空间上仍呈现出较为显著的差异：地区生产总值对内蒙古、山西、新疆阿勒泰和河南驻马店三级医院分布的影响系数最大，其次是东北地区、京津冀地区以及河南和湖北的部分城市；而对山东半岛、海南、广东部分地区以及西南地区的影响相对较小；另外，整个西部地区的地区生产总值影响系数最小，甚至为负。因此，北方地区，尤其是内蒙古、山西以及新疆阿勒泰地区地区生产总值规模的扩大，在一定程度上能够缓解三级医院空间分布不均衡的现象。

表7-14 GWR模型三级医院地区生产总值系数的分布

地区生产总值系数范围	地级市
-0.000132~0.000126	昭通市、乐山市、内江市、南充市、宜宾市、巴中市、广元市、广安市、德阳市、成都市、泸州市、甘孜藏族自治州、眉山市、绵阳市、自贡市、资阳市、达州市、遂宁市、阿坝藏族羌族自治州、雅安市、克孜勒苏柯尔克孜自治州、吐鲁番市、和田地区、喀什地区、图木舒克市、巴音郭楞蒙古自治州、阿克苏地区、阿拉尔市、临夏回族自治州、嘉峪关市、定西市、张掖市、甘南藏族自治州、酒泉市、陇南市、山南市、拉萨市、日喀则市、昌都市、林芝市、那曲市、阿里地区、毕节市、贵阳市、遵义市、铜仁市、重庆市、果洛藏族自治州、海东市、海北藏族自治州等
0.000127~0.000279	临沧市、丽江市、保山市、大理白族自治州、德宏傣族景颇族自治州、怒江傈僳族自治州、昆明市、普洱市、曲靖市、楚雄彝族自治州、玉溪市、迪庆藏族自治州、延边朝鲜族自治州、白山市、凉山彝族自治州、攀枝花市、宿州市、巢湖市、滁州市、蚌埠市、马鞍山市、临沂市、威海市、日照市、枣庄市、潍坊市、烟台市、青岛市、东莞市、中山市、云浮市、佛山市、广州市、江门市、深圳市、清远市、湛江市、珠海市、肇庆市、茂名市、阳江市、北海市、来宾市、梧州市、玉林市、贵港市、贺州市、钦州市、防城港市、乌鲁木齐市等
0.000280~0.000411	上海市、文山壮族苗族自治州、红河哈尼族彝族自治州、西双版纳傣族自治州、吉林市、四平市、辽源市、通化市、长春市、中卫市、固原市、亳州市、六安市、安庆市、宣城市、池州市、淮北市、淮南市、铜陵市、阜阳市、黄山市、东营市、泰安市、济南市、济宁市、淄博市、滨州市、莱芜市、菏泽市、惠州市、揭阳市、梅州市、汕头市、汕尾市、河源市、韶关市、南宁市、崇左市、柳州市、桂林市、河池市、百色市、克拉玛依市、塔城地区、昌吉回族自治州、苏州市、上饶市、九江市、南昌市等
0.000412~0.000590	兴安盟、呼伦贝尔市、赤峰市、通辽市、北京市、松原市、白城市、天津市、德州市、聊城市、晋城市、运城市、潮州市、宜春市、抚州市、新余市、保定市、唐山市、廊坊市、承德市、沧州市、石家庄市、秦皇岛市、衡水市、邢台市、邯郸市、三门峡市、信阳市、周口市、安阳市、开封市、新乡市、洛阳市、濮阳市、焦作市、许昌市、郑州市、鹤壁市、仙桃市、天门市、孝感市、荆门市、襄阳市、庆阳市、三明市、厦门市、泉州市、漳州市、龙岩市、朝阳市等

续表

地区生产总值系数范围	地级市
0.000591～0.000851	乌兰察布市、乌海市、包头市、呼和浩特市、巴彦淖尔市、鄂尔多斯市、锡林郭勒盟、阿拉善盟、吴忠市、石嘴山市、银川市、临汾市、吕梁市、大同市、太原市、忻州市、晋中市、朔州市、长治市、阳泉市、阿勒泰地区、张家口市、平顶山市、漯河市、驻马店市、随州市、延安市、榆林市

7.4 中国三甲医院空间异质性分析

7.4.1 GWR 模型参数及检验结果

ESDA 分析表明，中国三甲医院的分布呈现出显著的空间依赖性。为了更加全面、透彻地解释中国三甲医院空间分布的影响因素，尤其是对地级尺度的空间异质性研究，本节进一步采用地理加权回归进行分析。基于 OLS 模型中筛选出的城市级别、拥有的医学院数量、城镇人口、城镇化率以及地区生产总值这 5 个影响因子（回归结果均在 5%的置信水平下显著），利用地理加权回归模型的回归系数估计值展示各个影响因子的影响程度和空间差异。借助 ArcGIS 10.2 软件中的地理加权回归计算回归系数（结果见表7-15），其中模型带宽的计算采用“自适应”核函数的 AIC_c 方法。地理加权回归模型显示，模型的 R^2 为 0.8845，修正后的 R^2 为 0.8661，相较于 OLS 模型的 0.8385 有所提高，说明地理加权回归模型的拟合效果优于 OLS 模型。

表 7-15 GWR 模型参数估计及检验结果

模型参数	数值
邻近邻居	128
残差平方和	494.9643
有效数	50.9459
AIC_c	1236.4485

续表

模型参数	数值
R^2	0.8845
修正后的 R^2	0.8661

7.4.2 GWR 模型回归系数的空间差异

OLS 模型的回归结果显示，城市级别、拥有的医学院数量、城镇人口、城镇化率以及地区生产总值的回归系数均为正值，这与预期一致。这 5 个解释变量对三甲医院分布的影响程度由大到小依次是城市级别、拥有的医学院数量、城镇化率、城镇人口、地区生产总值。这与影响三级医院分布的因素影响程度对比相似。考虑到在地级单元尺度中，不同影响因素在地区间的作用强度存在空间差异，因而对这 5 个解释变量逐一进行地理加权回归分析。

第一，局部 R^2 的空间差异。GWR 模型回归的 R^2 为 0.8845，局部 R^2 最高值为 0.9163，最低值为 0.6853，局部 R^2 存在明显的空间差异。由表 7-16 可知，模型的解释变量对内蒙古、辽宁、京津冀大部分区域以及长三角区域、广东和海南等地的解释力度明显高于其他地区，而对西藏地区以及河南大部分城市的解释力度较弱，对河南许昌的解释力度最小。为此，根据局部 R^2 的大小，本节将中国地级单元划分为 5 个等级：①局部 R^2 在 0.6852～0.7526，主要集中在西藏的阿里、那曲、日喀则、山南和拉萨，河南省大部分城市，山西运城和晋城等地区；②局部 R^2 在 0.7526～0.8017，主要集中在新疆南部，青海、云南、湖北、河南等所辖的大部分区域；③局部 R^2 在 0.8017～0.8367，主要集中在新疆北部，青海、四川、湖南和陕西所辖的部分地区，同时，甘肃大部以及贵州、云南的部分区域也在这个区间；④局部 R^2 在 0.8367～0.8722，主要集中在东北大部分区域，山东半岛，四川、贵州和广西等所辖的西南城市，以及广东、福建等所辖的东南城市；⑤局部 R^2 在 0.8722～0.9163，主要集中在长三角地区、华北及东北部分区域，另外，广东和海南的大部分地区也属于这个区间。

表 7-16 GWR 模型三甲医院局部 R^2 的分布

局部 R^2 的范围	地级市
0.685280~0.752553	亳州市、阜阳市、晋城市、运城市、三门峡市、信阳市、南阳市、周口市、商丘市、平顶山市、开封市、新乡市、洛阳市、漯河市、焦作市、许昌市、郑州市、驻马店市、随州市、山南市、拉萨市、日喀则市、那曲市、阿里地区、渭南市、铜川市
0.752554~0.801728	临沧市、保山市、德宏傣族景颇族自治州、怒江傈僳族自治州、普洱市、玉溪市、西双版纳傣族自治州、迪庆藏族自治州、甘孜藏族自治州、中卫市、吴忠市、固原市、银川市、宿州市、淮北市、淮南市、枣庄市、济宁市、菏泽市、临汾市、长治市、克孜勒苏柯尔克孜自治州、和田地区、喀什地区、图木舒克市、巴音郭楞蒙古自治州、阿克苏地区、阿拉尔市、徐州市、九江市、安阳市、濮阳市、鹤壁市、仙桃市、十堰市、咸宁市、天门市、孝感市、武汉市、潜江市、荆州市、荆门市、襄阳市、鄂州市、黄冈市、黄石市、岳阳市、平凉市、庆阳市、武威市等
0.801729~0.836735	丽江市、大理白族自治州、文山壮族苗族自治州、昆明市、昭通市、曲靖市、楚雄彝族自治州、红河哈尼族彝族自治州、乌海市、阿拉善盟、乐山市、凉山彝族自治州、攀枝花市、眉山市、阿坝藏族羌族自治州、雅安市、石嘴山市、六安市、合肥市、安庆市、蚌埠市、临沂市、泰安市、聊城市、莱芜市、吕梁市、晋中市、乌鲁木齐市、五家渠市、伊犁哈萨克自治州、克拉玛依市、博尔塔拉蒙古自治州、吐鲁番市、哈密市、塔城地区、昌吉回族自治州、石河子市、阿勒泰地区、宿迁市、南昌市、吉安市、抚州市、新余市、萍乡市、赣州市、邯郸市、宜昌市、神农架林区、娄底市、常德市等
0.836736~0.872162	鄂尔多斯市、吉林市、四平市、延边朝鲜族自治州、松原市、白山市、辽源市、通化市、长春市、内江市、南充市、宜宾市、巴中市、广元市、广安市、德阳市、泸州市、绵阳市、自贡市、资阳市、达州市、遂宁市、巢湖市、池州市、滁州市、铜陵市、马鞍山市、黄山市、东营市、威海市、德州市、日照市、济南市、淄博市、滨州市、潍坊市、烟台市、青岛市、太原市、阳泉市、东莞市、广州市、惠州市、揭阳市、梅州市、汕头市、汕尾市、河源市、深圳市等
0.872163~0.916327	上海市、乌兰察布市、兴安盟、包头市、呼伦贝尔市、呼和浩特市、巴彦淖尔市、赤峰市、通辽市、锡林郭勒盟、北京市、白城市、天津市、宣城市、大同市、忻州市、朔州市、中山市、云浮市、佛山市、江门市、湛江市、珠海市、肇庆市、茂名市、阳江市、北海市、南宁市、来宾市、柳州市、梧州市、玉林市、贵港市、钦州市、防城港市、南通市、常州市、无锡市、泰州市、苏州市、镇江市、保定市、唐山市、廊坊市、张家口市、承德市、沧州市、秦皇岛市、丽水市、台州市等

第二，地区生产总值回归系数的空间差异。OLS 回归结果表明，在控制其他解释变量不变的情况下，地区生产总值每提高 1 个标准单位，三甲医院数量增加 0. 0002 个标准单位。虽然地区生产总值对三甲医院分布能够产生正向影响，但影响十分微小，说明中国三甲医院的分布与地区生产总值的规模之间不存在必然联系。但由表 7-17 可知，这并不影响其系数在空间上仍呈现出较为显著的差异：以川渝、贵州以及湖南和湖北所辖的部分城市为中心向外扩散的过程中，地区生产总值规模的作用呈现“由负向减小到正向增大”的变化。其中，整个东北地区，内蒙古的锡林郭勒、兴安盟、赤峰、通辽以及部分河北省城市的地区生产总值回归系数是正值且位于最大值区间。因此，东北地区地区生产总值规模的扩大，在一定程度上能够缓解三甲医院空间分布不均衡的现象。值得注意的是，无论地区生产总值的回归系数为正还是为负，它的影响力度都可以忽略不计。

表 7-17 GWR 模型三甲医院地区生产总值系数的分布

地区生产总值系数范围	地级市
-0. 000356 ~ -0. 000185	内江市、南充市、巴中市、广元市、广安市、泸州市、绵阳市、资阳市、达州市、遂宁市、运城市、三门峡市、十堰市、宜昌市、恩施土家族苗族自治州、神农架林区、荆州市、娄底市、岳阳市、常德市、张家界市、怀化市、湘西土家族苗族自治州、益阳市、长沙市、酒泉市、贵阳市、遵义市、铜仁市、黔东南苗族侗族自治州、黔南布依族苗族自治州、重庆市、安康市
-0. 000184 ~ -0. 000035	昭通市、乐山市、宜宾市、德阳市、成都市、眉山市、自贡市、阿坝藏族羌族自治州、中卫市、固原市、东莞市、中山市、云浮市、佛山市、广州市、惠州市、江门市、河源市、深圳市、清远市、湛江市、珠海市、肇庆市、茂名市、阳江市、韶关市、北海市、南宁市、崇左市、来宾市、柳州市、桂林市、梧州市、河池市、玉林市、百色市、贵港市、贺州市、钦州市、防城港市、乌鲁木齐市、五家渠市、吐鲁番市、哈密市、昌吉回族自治州、石河子市、萍乡市、洛阳市、焦作市、万宁市等

续表

地区生产总值系数范围	地级市
-0.000034~0.000142	文山壮族苗族自治州、昆明市、曲靖市、楚雄彝族自治州、红河哈尼族彝族自治州、凉山彝族自治州、攀枝花市、甘孜藏族自治州、雅安市、吴忠市、临汾市、晋城市、长治市、揭阳市、梅州市、汕头市、汕尾市、潮州市、伊犁哈萨克自治州、克孜勒苏柯尔克孜自治州、克拉玛依市、博尔塔拉蒙古自治州、图木舒克市、塔城地区、巴音郭楞蒙古自治州、阿克苏地区、阿拉尔市、九江市、南昌市、吉安市、宜春市、抚州市、新余市、赣州市、南阳市、平顶山市、新乡市、许昌市、郑州市、仙桃市、咸宁市、天门市、荆门市、鄂州市、黄石市、武威市、三明市、厦门市、泉州市、漳州市等
0.000143~0.000330	上海市、临沧市、丽江市、保山市、大理白族自治州、德宏傣族景颇族自治州、怒江傈僳族自治州、普洱市、西双版纳傣族自治州、迪庆藏族自治州、乌兰察布市、乌海市、包头市、呼和浩特市、巴彦淖尔市、鄂尔多斯市、阿拉善盟、北京市、天津市、石嘴山市、银川市、亳州市、六安市、合肥市、安庆市、宣城市、宿州市、巢湖市、池州市、淮北市、淮南市、滁州市、蚌埠市、铜陵市、马鞍山市、黄山市、东营市、临沂市、威海市、德州市、日照市、枣庄市、泰安市、济南市、济宁市、淄博市、滨州市、潍坊市、烟台市等
0.000331~0.000522	兴安盟、呼伦贝尔市、赤峰市、通辽市、锡林郭勒盟、吉林市、四平市、延边朝鲜族自治州、松原市、白城市、白山市、辽源市、通化市、长春市、阜阳市、唐山市、承德市、秦皇岛市、信阳市、驻马店市、丹东市、大连市、抚顺市、朝阳市、本溪市、沈阳市、盘锦市、营口市、葫芦岛市、辽阳市、铁岭市、锦州市、阜新市、鞍山市、七台河市、伊春市、佳木斯市、双鸭山市、哈尔滨市、大兴安岭地区、大庆市、牡丹江市、绥化市、鸡西市、鹤岗市、黑河市、齐齐哈尔市

第三，城镇化率和城镇人口回归系数的空间差异。由前文 OLS 回归结果可知，城镇化率和城镇人口对中国三甲医院空间分布的影响显著，两者对三甲医院的分布均呈正向影响（回归系数分别为 0.0120、0.0030），但回归系数较小，说明城镇化率对中国三甲医院空间分布的影响十分有限。从表 7-18 中可以发现，城镇化率回归系数以川渝、贵州、山西晋城和运城、河南与湖北的部分城市为中心，在向外扩散的过程中逐渐减小。东北地区、浙江与福建所辖大部分城市以及内蒙古的阿拉善盟的城镇化率回归系数最小。

在中国的人口统计体系中，城镇人口通常统计为户籍人口。从表 7-19

中可以发现，以“新疆塔城地区、昌吉、乌鲁木齐、哈密、吐鲁番等—甘肃酒泉、嘉峪关等—青海西宁等—四川巴中、南充等—重庆—广东大部分城市及海南”这条西北—东南走向的直线为界，城镇人口回归系数在西和东两个方向呈现逐渐减小的趋势。其中，河南、安徽、浙江所辖大部分城市以及上海的回归系数最小。

表 7-18　GWR 模型三甲医院城镇化率系数的分布

城镇化率系数范围	地级市
-0.009996~0.001840	兴安盟、呼伦贝尔市、赤峰市、通辽市、阿拉善盟、吉林市、四平市、延边朝鲜族自治州、松原市、白城市、白山市、辽源市、通化市、长春市、上饶市、南昌市、抚州市、鹰潭市、丽水市、台州市、温州市、衢州市、金华市、三明市、南平市、厦门市、宁德市、泉州市、福州市、莆田市、丹东市、大连市、抚顺市、朝阳市、本溪市、沈阳市、盘锦市、营口市、葫芦岛市、辽阳市、铁岭市、锦州市、阜新市、鞍山市、七台河市、伊春市、佳木斯市、哈尔滨市、大兴安岭地区、大庆市等
0.001841~0.015045	上海市、乌海市、巴彦淖尔市、鄂尔多斯市、锡林郭勒盟、北京市、天津市、中卫市、吴忠市、固原市、石嘴山市、银川市、宣城市、池州市、黄山市、东莞市、中山市、广州市、惠州市、揭阳市、梅州市、汕头市、汕尾市、河源市、深圳市、潮州市、珠海市、韶关市、乌鲁木齐市、五家渠市、伊犁哈萨克自治州、克孜勒苏柯尔克孜自治州、克拉玛依市、博尔塔拉蒙古自治州、吐鲁番市、和田地区、哈密市、喀什地区、图木舒克市、塔城地区、巴音郭楞蒙古自治州、昌吉回族自治州、石河子市、阿克苏地区、阿勒泰地区、阿拉尔市、苏州市、九江市、吉安市、宜春市等
0.015046~0.030416	乌兰察布市、包头市、呼和浩特市、广元市、甘孜藏族自治州、阿坝藏族羌族自治州、亳州市、六安市、合肥市、安庆市、宿州市、巢湖市、淮北市、淮南市、滁州市、蚌埠市、铜陵市、阜阳市、马鞍山市、东营市、临沂市、威海市、德州市、日照市、枣庄市、泰安市、济南市、济宁市、淄博市、滨州市、潍坊市、烟台市、聊城市、莱芜市、菏泽市、青岛市、吕梁市、大同市、太原市、忻州市、朔州市、云浮市、佛山市、江门市、清远市、湛江市、肇庆市、茂名市、阳江市等

续表

城镇化率系数范围	地级市
0. 030417~0. 048189	临沧市、保山市、大理白族自治州、德宏傣族景颇族自治州、怒江傈僳族自治州、文山壮族苗族自治州、昆明市、普洱市、楚雄彝族自治州、玉溪市、红河哈尼族彝族自治州、西双版纳傣族自治州、迪庆藏族自治州、南充市、巴中市、德阳市、成都市、绵阳市、达州市、临汾市、晋中市、长治市、阳泉市、南宁市、崇左市、来宾市、柳州市、桂林市、百色市、防城港市、石家庄市、邢台市、邯郸市、安阳市、开封市、新乡市、漯河市、许昌市、鹤壁市、仙桃市、咸宁市、天门市、孝感市、恩施土家族苗族自治州、武汉市、潜江市、荆州市、荆门市、随州市、娄底市等
0. 048190~0. 070560	丽江市、昭通市、曲靖市、乐山市、内江市、凉山彝族自治州、宜宾市、广安市、攀枝花市、泸州市、眉山市、自贡市、资阳市、遂宁市、雅安市、晋城市、运城市、河池市、三门峡市、南阳市、平顶山市、洛阳市、焦作市、郑州市、十堰市、宜昌市、神农架林区、襄阳市、六盘水市、安顺市、毕节市、遵义市、铜仁市、黔东南苗族侗族自治州、黔南布依族苗族自治州、黔西南布依族苗族自治州、重庆市

表 7-19　GWR 模型三甲医院城镇人口系数的分布

城镇人口系数范围	地级市
-0. 001917~0. 000439	阜阳市、驻马店市、淮南市、亳州市、嘉兴市、信阳市、湖州市、合肥市、宣城市、舟山市、六安市、绍兴市、巢湖市、杭州市、马鞍山市、宁波市、上海市、苏州市、无锡市、常州市、南京市、镇江市、蚌埠市、滁州市、周口市、金华市、黄山市、台州市、南通市、池州市、淮北市、扬州市、泰州市、安庆市、衢州市、德宏傣族景颇族自治州、淮安市、宿州市、商丘市、保山市、漯河市、景德镇市、宿迁市、丽水市、温州市、盐城市、临沧市、黄冈市、大理白族自治州、上饶市、怒江傈僳族自治州等
0. 000440~0. 002661	普洱市、丽江市、楚雄彝族自治州、开封市、连云港市、迪庆藏族自治州、枣庄市、玉溪市、随州市、山南市、菏泽市、西双版纳傣族自治州、攀枝花市、大庆市、白城市、绥化市、松原市、齐齐哈尔市、黑河市、许昌市、四平市、通辽市、鹰潭市、宁德市、伊春市、哈尔滨市、济宁市、鹤岗市、昆明市、阜新市、辽源市、吉林市、呼伦贝尔市、沈阳市、佳木斯市、抚顺市、临沂市、锦州市、七台河市、通化市、双鸭山市、牡丹江市、赤峰市、南昌市、本溪市、日照市、鄂州市、新乡市、营口市、濮阳市、平顶山市、大连市等

续表

城镇人口系数范围	地级市
0.002662~0.004762	淄博市、昌都市、潍坊市、济南市、烟台市、邯郸市、天津市、北京市、莆田市、东营市、阿里地区、廊坊市、滨州市、德州市、抚州市、沧州市、邢台市、那曲市、衡水市、雅安市、三明市、六盘水市、张家口市、长治市、泉州市、喀什地区、昭通市、保定市、焦作市、晋城市、南阳市、石家庄市、和田地区、晋中市、阳泉市、厦门市、大同市、太原市、天门市、宜春市、百色市、眉州市、新余市、咸宁市、荆门市、临汾市、吕梁市、乌兰察布市、漳州市、忻州市等
0.004763~0.006798	洛阳市、成都市、自贡市、阿克苏地区、潮州市、潜江市、汕头市、榆林市、包头市、内江市、果洛藏族自治州、鄂尔多斯市、吉安市、梅州市、赣州市、泸州市、揭阳市、河池市、资阳市、三门峡市、延安市、乌海市、德阳市、崇左市、银川市、石嘴山市、巴彦淖尔市、贵阳市、商洛市、西安市、萍乡市、运城市、荆州市、汕尾市、阿拉善盟、邵阳市、怀化市、吴忠市、渭南市、遂宁市、十堰市、安康市、衡阳市、绵阳市、株洲市、防城港市、宝鸡市、咸阳市、汉中市、海西蒙古族藏族自治州等
0.006799~0.010182	桂林市、南宁市、惠州市、湘潭市、永州市、娄底市、遵义市、巴中市、塔城地区、来宾市、广元市、南充市、岳阳市、达州市、克拉玛依市、长沙市、陇南市、深圳市、广安市、天水市、平凉市、张家界市、常德市、武威市、东莞市、韶关市、贺州市、钦州市、重庆市、庆阳市、定西市、珠海市、广州市、中卫市、贵港市、益阳市、梧州市、中山市、金昌市、固原市、佛山市、三亚市、儋州市、酒泉市、嘉峪关市、张掖市、海口市、白银市、茂名市、阳江市、兰州市、云浮市、湛江市等

综上所述，中国三甲医院的分布与城镇化率有一定关系，但关系并不密切。中国城市层面的城镇化率和城镇人口规模对三甲医院数量分布的影响较小，说明还有其他因素对中国三甲医院的数量分布产生重要影响。

第四，拥有的医学院数量回归系数的空间差异。前文 OLS 回归结果表明，在控制其他解释变量不变的情况下，拥有的医学院数量增加 1 个标准单位，三甲医院数量增加 1.5519 个标准单位。拥有的医学院数量是表征医学教育的核心变量，当前文献中鲜有从医学教育等角度针对中国优质医疗资源配置不平衡的问题展开研究。地区间医学院数量的差异导致其对三甲医院分布的影响系数存在空间差异。

通过 GWR 模型分析可以发现，地级单元中拥有的医学院数量影响系数的最小值为-0.5554，最大值为2.4774，可见拥有的医学院数量对不同区域的三甲医院分布的影响程度存在较大的空间差异。从拥有的医学院数量回归系数的空间分布来看（见表7-20），可以把中国地级市行政单元划分为5个等级：①拥有的医学院数量的回归系数在-0.5555~0.5245，主要包括中国的西北区域。这里地广人稀且经济发展相对落后，医学院数量对三甲医院空间分布的影响极小甚至会出现负向作用。②拥有的医学院数量的回归系数在0.5245~1.2282，主要包括东北地区，新疆的和田和喀什地区，西藏的阿里、那曲和昌都，宁夏与四川的部分城市以及福建的三明、泉州、龙岩等城市。③拥有的医学院数量的回归系数在1.2282~1.5615，主要包括西藏的日喀则、林芝和拉萨，辽宁半岛及其西部河北、内蒙古所辖的部分城市，陕西，重庆，河南等地。另外，东南地区的江西、浙江、广东的部分城市也属于这个范围。④拥有的医学院数量的回归系数在1.5615~1.9033，主要包括长江三角洲、珠江三角洲及以北部分地区，以及山东、山西与河北所管辖的大部分城市。⑤拥有的医学院数量的回归系数在1.9033~2.4774，主要包括中国西南地区云南、贵州、广西、海南所管辖的大部分地区，以及湖北的襄阳、荆州、荆门、宜昌等城市。需要特别说明的是，拥有的医学院数量影响系数最大值出现在云南省的临沧市。

表7-20　GWR模型三甲医院医学院数量系数的分布

医学院数量系数范围	地级市
-0.555480~0.524457	嘉峪关市、酒泉市、张掖市、海北藏族自治州、海南藏族自治州、哈密市、西宁市、黄南藏族自治州、海东市、吐鲁番市、甘南藏族自治州、昌吉回族自治州、临夏回族自治州、金昌市、海西蒙古族藏族自治州、五家渠市、乌鲁木齐市、兰州市、石河子市、克拉玛依市、武威市、塔城地区、定西市、阿勒泰地区、果洛藏族自治州、白银市、博尔塔拉蒙古自治州、陇南市、伊犁哈萨克自治州、巴音郭楞蒙古自治州、阿拉善盟、天水市、中卫市、阿坝藏族羌族自治州、阿克苏地区、阿拉尔市、广元市、固原市、玉树藏族自治州、图木舒克市

续表

医学院数量系数范围	地级市
0.5244458～1.228222	平凉市、巴中市、绵阳市、汉中市、吴忠市、宝鸡市、和田地区、喀什地区、银川市、达州市、石嘴山市、庆阳市、南充市、乌海市、德阳市、那曲市、巴彦淖尔市、双鸭山市、黑河市、甘孜藏族自治州、呼伦贝尔市、鸡西市、伊春市、佳木斯市、七台河市、鹤岗市、齐齐哈尔市、阿里地区、牡丹江市、绥化市、大庆市、厦门市、哈尔滨市、兴安盟、三明市、漳州市、龙岩市、白城市、泉州市、松原市、长春市、吉林市、咸阳市、成都市、四平市、锡林郭勒盟、白山市、抚州市、莆田市、通辽市、辽源市、安康市、鄂尔多斯市等
1.228223～1.561524	赣州市、本溪市、福州市、新余市、辽阳市、潮州市、丹东市、重庆市、锦州市、盘锦市、鞍山市、朝阳市、西安市、营口市、宜春市、南平市、梅州市、周口市、商丘市、拉萨市、汕头市、宁德市、葫芦岛市、包头市、承德市、鹰潭市、大连市、南昌市、萍乡市、亳州市、日喀则市、榆林市、淮北市、秦皇岛市、揭阳市、乌兰察布市、九江市、延安市、开封市、株洲市、雅安市、许昌市、苏州市、阜阳市、资阳市、张家口市、唐山市、漯河市、威海市、呼和浩特市等
1.561525～1.903328	湘潭市、天津市、衡阳市、景德镇市、蚌埠市、信阳市、鄂州市、淮安市、咸宁市、黄冈市、临沂市、淮南市、盐城市、衢州市、山南市、洛阳市、菏泽市、焦作市、廊坊市、长沙市、武汉市、济宁市、韶关市、青岛市、三门峡市、娄底市、日照市、平顶山市、大同市、扬州市、新乡市、泰州市、台州市、滁州市、吕梁市、安庆市、朔州市、惠州市、孝感市、合肥市、无锡市、常州市、潍坊市、六安市、池州市、东营市、上海市、宁波市、珠海市、中山市等
1.903329～2.477365	茂名市、常德市、潜江市、贵港市、玉林市、荆门市、湛江市、海口市、万宁市、荆州市、来宾市、柳州市、临高县、北海市、五指山市、儋州市、三亚市、宜宾市、钦州市、遵义市、泸州市、凉山彝族自治州、襄阳市、南宁市、防城港市、宜昌市、崇左市、昭通市、丽江市、贵阳市、河池市、攀枝花市、百色市、安顺市、六盘水市、曲靖市、玉溪市、普洱市、保山市、临沧市、昆明市、德宏傣族景颇族自治州、红河哈尼族彝族自治州、文山壮族苗族自治州、西双版纳傣族自治州、黔西南布依族苗族自治州、白沙黎族自治县、保亭黎族苗族自治县、乐东黎族自治县、毕节市、怒江傈僳族自治州等

第四，城市级别回归系数。从城市级别研究中国优质医疗资源空间分布的文献相对较少，本节将研究单元划分为两种类型，即地级单元和地级以上单元。其中，地级以上单元包括直辖市、省会城市和计划单列市。根据经验可以判断，城市级别越高，该地的三甲医院数量就越多，统计结果

也证实了该判断。由OLS分析结果可得，城市级别的回归系数为3.4862，远高于其他变量的回归系数，因而，城市级别是影响中国三甲医院空间分布的最主要因素。从回归系数的空间分布看（见表7-21），其作用强度呈现出一定规律性：以甘肃、青海、陕西大部分城市为一个中心，以江西、浙江、福建大部分城市以及上海为另一个中心，向各个方向扩散的过程中，城市级别的回归系数逐级降低。其中，四川南部、云贵地区以及海南省的城市级别回归系数最小，基本属于0.8875~2.2141这个最小值区间。因此，需要加大对西南地区的医疗资源投入，以弱化城市级别对三甲医院空间分布不均衡的影响，进而缓解优质医疗资源空间不均衡的现状。

表7-21　GWR模型三甲医院城市级别系数的分布

城市级别系数范围	地级市
0.887504~2.214052	贵阳市、毕节市、黔南布依族苗族自治州、安顺市、六盘水市、攀枝花市、昭通市、曲靖市、大理白族自治州、保山市、德宏傣族景颇族自治州、楚雄彝族自治州、泸州市、昆明市、丽江市、宜宾市、黔西南布依族苗族自治州、临沧市、遵义市、凉山彝族自治州、玉溪市、怒江傈僳族自治州、普洱市、黔东南苗族侗族自治州、红河哈尼族彝族自治州、文山壮族苗族自治州、百色市、西双版纳傣族自治州、河池市、崇左市、自贡市、防城港市、迪庆藏族自治州、乐山市、东方市、乐东黎族自治县、南宁市、昌江黎族自治县、三亚市、白沙黎族自治县、五指山市、儋州市、保亭黎族苗族自治县、钦州市、陵水黎族自治县、琼中黎族苗族自治县、临高县、北海市、万宁市等
2.214053~3.129603	林芝市、襄阳市、拉萨市、眉山市、日喀则市、阳江市、梧州市、云浮市、南阳市、雅安市、江门市、桂林市、荆门市、资阳市、肇庆市、贺州市、佛山市、珠海市、中山市、驻马店市、孝感市、昌都市、天门市、阿里地区、那曲市、广州市、深圳市、吕梁市、东莞市、清远市、怀化市、长治市、潜江市、晋中市、太原市、忻州市、呼和浩特市、仙桃市、阳泉市、乌兰察布市、临汾市、朔州市、安阳市、邯郸市、鹤壁市、邢台市
3.129604~3.912847	宜昌市、包头市、永州市、石家庄市、榆林市、大同市、成都市、平顶山市、大兴安岭地区、濮阳市、呼伦贝尔市、聊城市、晋城市、锡林郭勒盟、荆州市、漯河市、新乡市、张家口市、保定市、衡水市、甘孜藏族自治州、邵阳市、德州市、兴安盟、惠州市、齐齐哈尔市、黑河市、北京市、沧州市、廊坊市、大庆市、天津市、济南市、白城市、菏泽市、赤峰市、伊春市、绥化市、通辽市、和田地区、遂宁市、唐山市、松原市、泰安市、滨州市、承德市、鹤岗市、阜新市、四平市等

续表

城市级别系数范围	地级市
3.912848~4.884785	淮北市、鄂州市、衡阳市、巴音郭楞蒙古自治州、苏州市、张家界市、商洛市、益阳市、咸宁市、连云港市、淮南市、石嘴山市、重庆市、伊犁哈萨克自治州、岳阳市、蚌埠市、湘潭市、六安市、博尔塔拉蒙古自治州、黄冈市、宿迁市、揭阳市、西安市、咸阳市、银川市、阿勒泰地区、克拉玛依市、塔城地区、石河子市、长沙市、株洲市、合肥市、乌鲁木齐市、淮安市、南充市、庆阳市、吴忠市、滁州市、黄石市、盐城市、萍乡市、汕头市、扬州市、巢湖市、绵阳市、安庆市、梅州市、南京市、哈密市、马鞍山市等
4.884786~6.129463	果洛藏族自治州、安康市、潮州市、常州市、赣州市、宝鸡市、池州市、南通市、吉安市、平凉市、无锡市、中卫市、宣城市、固原市、新余市、苏州市、酒泉市、湖州市、九江市、上海市、黄山市、汉中市、嘉兴市、宜春市、杭州市、达州市、舟山市、武威市、广元市、绍兴市、宁波市、景德镇市、白银市、龙岩市、漳州市、金华市、嘉峪关市、天水市、衢州市、金昌市、台州市、巴中市、南昌市、上饶市、温州市、泉州市、丽水市、莆田市、福州市、兰州市等

7.5　小结

本章采用GWR等方法分别对中国二级医院、三级医院和三甲医院的空间格局和空间异质性进行了研究。研究结果表明：

第一，GWR模型显示，城镇化率、常住人口、人口密度、地区生产总值与人均生产总值这5个影响二级医院分布的因素具有空间异质性。城镇化率回归系数具有“中东部较高、西部与南部较低”的不平衡格局。人口因素对中国二级医院的空间分布具有较强的解释力度。其中，常住人口回归系数在0.0122~0.0193范围内以“X”形将中国整个地域划分成东、南、西、北四个部分，且呈现“南北高、东西低”的特点；而人口密度系数分布却并不相似：除江苏、新疆南部、西藏、甘肃、青海的大部分城市的人口密度表现出正向作用外，其他地区的人口密度均具有负向作用，而且这种负向作用自东向西逐渐增大。相比之下，经济发展的作用具有局限性，但同样展示了较明显的空间差异：地区生产总值回归系数在0.0018~

0.0028 区间内以“X”形将中国整个地域划分成东、南、西、北四个部分，且呈现“南北低、东西高”的特点；而衡量经济发展质量的人均生产总值对中国二级医院分布的影响具有“东负西正”的特征，即东部地区人均生产总值的增加会对二级医院的增加产生阻碍作用，西部地区中人均生产总值的增加会对二级医院的增加产生促进作用。

第二，GWR 模型显示，城市级别、拥有的医学院数量、城镇化率、城镇人口、地区生产总值这 5 个影响三级医院分布的因素具有空间异质性。其中，城市级别回归系数的空间分布具有明显的“北强南弱”特征，即城市级别对中国三级医院分布的影响中，北方区域影响系数比南方区域更高；拥有的医学院数量回归系数的空间分布存在由南向北方向逐渐递减的趋势；另外，城镇化率对东北地区、长三角地区、珠三角地区以及大部分西北地区三级医院分布的影响较小，对京津冀地区、山东半岛以及川渝和云贵的部分城市影响较大，而城镇人口回归系数的空间分布恰好与城镇化率系数的空间分布相反。但总体来说，城镇化率对中国三级医院空间分布的影响程度十分有限；虽然地区生产总值对三级医院分布能够产生正向影响，但影响程度微乎其微，且其系数空间分布的差异也比较小。

第三，GWR 模型显示，城市级别、拥有的医学院数量、城镇化率、城镇人口和地区生产总值这 5 个影响三甲医院分布的因素具有空间异质性。虽然地区生产总值对三甲医院分布产生的正向影响程度十分微小，但仍具有较为明显的空间差异。具体表现为，在以川渝、贵州以及湖南和湖北所辖的部分城市为中心向外扩散的过程中，地区生产总值规模的作用呈现“由负向减小到正向增大”的变化。另外，城镇化率的作用也比较有限，其中，城镇化率系数以川渝、贵州、山西晋城和运城、河南与湖北的部分城市为中心，在向外扩散的过程中呈现出逐渐减小的趋势，而城镇人口系数以从新疆塔城地区到海南这条西北—东南走向的直线为界，在西和东两个方向上呈现逐渐减小的趋势。拥有的医学院数量对地区三甲医院分布的影响系数介于-0.5555~2.4774，存在明显的空间变化，且其作用强度呈现“东高西低、南高北低”的不平衡格局。城市级别是影响中国三甲医院空间分布的最主要因素，其作用强度呈现出一定的规律性：在以甘肃、青海、陕西大部分城市为一个中心，以江西、浙江、福建大部分城市以及上海为另一个中心，向各个方向扩散的过程中，城市级别的回归系数逐级降低。

综上所述，空间异质性的存在深刻表明，在调控中国优质医疗资源空间布局时，不能“一刀切”，应针对不同城市采取有针对性的干预措施。

第8章　大国卫生与现代医院空间治理

2016年国家出台的《“健康中国2030”规划纲要》提出，健康是促进人的全面发展的必然要求，是经济社会发展的基础条件。实现国民健康长寿，是国家富强、民族振兴的重要标志，也是全国各族人民的共同愿望。新中国成立以来特别是改革开放以来，我国健康领域改革发展取得了显著成就，城乡环境面貌明显改善，全民健身运动蓬勃发展，医疗卫生服务体系日益健全，人民健康水平和身体素质持续提高。2015年我国人均预期寿命已达76.34岁，婴儿死亡率、5岁以下儿童死亡率、孕产妇死亡率分别下降到8.1‰、10.7‰和20.1/100000，总体上优于中高收入国家平均水平，为全面建成小康社会奠定了坚实基础。同时，工业化、城镇化、人口老龄化、疾病谱变化、生态环境及生活方式变化等，也给维护和促进健康带来一系列新的挑战，健康服务供给总体不足与需求不断增长之间的矛盾依然突出，健康领域发展与经济社会发展的协调性有待增强，需要从国家战略层面统筹解决关系健康的重大和长远问题。推进健康中国建设，是全面建成小康社会、基本实现社会主义现代化的重要基础，是全面提升中华民族健康素质、实现人民健康与经济社会协调发展的国家战略，是积极参与全球健康治理、履行2030年可持续发展议程国际承诺的重大举措。

2005年，世界卫生组织大会所有成员国达成共识，要实现全民健康覆盖，即所有国民在患病时都能获得他们所需要的卫生服务，并且不会因病致贫。更进一步而言，世界各国人民都在期望高质量的医疗卫生服务。也就是说，在既定的预算约束下，一个国家的卫生体系不但要提供高可及性的卫生服务，还要提供高质量的卫生服务。高可及性意味着卫生体系需要大量的医生，高质量则要求这些医生经过精挑细选和严格训练。然而从各国的卫生实践来看，除极少数发达国家勉强实现了高可及性和高质量外，绝大多数发展中国家所提供的卫生服务都是低可及性和低质量的。对于不平衡发展的中国而言，沿海发达地区的卫生服务可及性和质量都可圈可点。但在广大的中西部地区，尤其是农村和偏远地区，卫生服务的可及性和质量堪忧。

当前我国优质医疗资源空间配置的不均衡，已经严重制约了区域协调发展和社会公平正义。但应该看到，短期内中国优质医疗资源空间配置不均衡的现实将很难改变。所有纳入空间分析的变量也支持这一判断，没有任何一个变量是易变的或者是可以轻易干预的。旧的体制、机制很难改变，这意味着成本效益高的政策干预在传统框架中并不存在。我们要么提出新的思路，要么在传统框架中寄希望于长期的改变（时保国、吴少龙，2019）。

8.1　中国卫生体系及其质量不平等

8.1.1　卫生体系

2000 年世界卫生组织报告是卫生体系研究的里程碑式著作，将卫生系统定义为“所有以促进、恢复和维护健康为基本目标的活动”，认为卫生体系有“管理”“筹资”“服务提供”“资源筹措”4 个主要功能。2007 年，世界卫生组织系统模块框架将卫生系统定义扩大为“所有以促进、恢复和维护健康为基本目标的组织、人群和活动”，认为卫生体系由“卫生服务提供”“卫生人力资源”“卫生信息”“医疗产品、疫苗和技术”“卫生筹资”5 个模块构成，具有可及性、覆盖率、质量和安全 4 个中间目标，以及改善健康、回应性、社会和财务保护、效率 4 个最终目标。哈佛大学萧庆伦教授认为，卫生体系就是实现目标的手段，包括筹资、支付、组织、管制、劝说 5 种手段，可及、质量、效率 3 个中间目标，以及健康、财务保护和公众满意 3 个最终目标。

8.1.2 中国卫生体系

新中国成立后，随着合作化运动的兴起和社会主义公有制的建立，国家对各类医疗机构进行了恢复、整顿和改造，形成了以全民所有制为主体、以集体所有制为辅的卫生体系。在农村，建立了村卫生室、人民公社卫生院、县医院的三级卫生服务体系。在城镇，工矿、机关、学校等单位建立了自己的医务室和医院，大中城市为方便居民就诊，建立了街道医院、门诊部、卫生站等，大致形成了市、区两级医院和街道门诊部（所）组成的三级卫生体系和卫生防疫体系。改革开放前的中国卫生体系以较少的投入取得了非凡的成就，被世界卫生组织视为发展中国家解决卫生保障的典范。

20 世纪 80 年代中期，中国卫生体系以城镇医疗保险为突破口开始改革。截至 2003 年，卫生体系在医保、医疗、医药乃至公共卫生领域都走上了市场化道路。“非典”事件引发了对卫生系统改革的集体反思，2005 年国务院发展研究中心发布的《对医疗体制改革的评价与建议》报告指出，“中国医疗改革基本不成功”“市场化非医改方向”。

始于 2009 年的新医改宣布建立“四梁八柱”式的卫生体系，即公共卫生服务体系、医疗服务体系、医疗保障体系和药品供应保障体系，以及协调统一的医药卫生管理体制、高效规范的医药卫生机构运行机制、政府主导的多元卫生投入机制、科学合理的医药价格形成机制、严格有效的医药卫生监管体制、可持续发展的医药卫生科技创新机制和人才保障机制、实用共享的医药卫生信息系统和医药卫生法律制度。

我们习惯上把上述干预范围重新解构为“医疗”“医保”“医药”“患者”，即卫生服务提供体系、卫生筹资与支付体系、药品生产供应体系和公众。其中，卫生服务提供体系的内容比较丰富，包括健康教育与促进、预防保健、治疗、康复四方面内容。卫生筹资与支付体系则包括费用筹集，资金管理，疾病、药品和服务目录编制，定价，购买和支付。“医药”包括医疗卫生药品和器械的研发、生产、销售、定价与监管。

8.1.3　质量不平等及其分层

经过新医改的大规模投入，“看病难、看病贵”问题有所缓解，医疗卫生服务质量成为新的关注点。正如习近平总书记对中国现阶段矛盾总结的那样，卫生领域的主要矛盾是人们对高质量医疗卫生服务的需要与中国卫生体系发展不平衡不充分之间的矛盾。

医疗服务质量是指提供给个体和人群的卫生服务能够增加其取得所期望的健康结果之可能性的程度，且这种服务与当前的专业知识相一致。医疗质量最初以病例为评估分析单位，以病历和其他医疗记录为资料，根据病例的实际诊疗情况、健康结果与合理预期进行比较分析，从而对医疗质量作出判断。然而，随着医疗质量在机构和体系层面被划分为结构质量、过程质量和结果质量3个维度，影响技术质量的深层次影响因素被揭示出来。医疗质量的结构维度指医疗发生的环境，包括物质资源（如设施、设备、资金）、人力资源（如人员数量和资质）和组织结构（如医务人员组织、补偿方式）。然而，我国优质医疗资源主要集中在城镇、东南沿海地区和三级医疗机构，导致城乡、地区、机构间医疗服务质量不平等。患者为了治好病，尽量跑大医院，导致基层医疗机构门可罗雀、三甲医院车水马龙。这不但加剧了“看病难、看病贵”问题，也使医患关系变得紧张。

如同社会差异普遍存在一样，医疗质量在地区、城乡和医疗机构之间存在差异也是普遍现象，然而中国的医疗质量分布却存在系统性的巨大差异。据权威医学杂志《柳叶刀》发表的研究，其对全球195个国家和地区的医疗质量进行了评估，发现我国北京、上海的医疗质量指数达到91.3分（百分制）以上，比最低的西藏高了43.5分。城乡间的医疗质量差距也非常大，不同级别医疗卫生机构之间对同种疾病的医疗质量差异也非常大。一项针对肺结核标准化患者的研究，界定开展转诊、拍X光胸片、痰检中的任意一项即认为标准化患者被正确处理，发现仅有41%的标准化患者被正确处理，县医院、乡镇卫生院、村卫生室的正确处理率分别为90%、38%和28%。一项全国抽样研究发现，城市医院采用缺血性卒中二级预防的比例过高，三级医院相较二级医院、大医院相较小医院、教学医院相较非教学医院的使用率显著减少。

8.2 嵌入分层理论："看病难"与中国医院空间格局

"看病难"问题在学术上称为可及性问题，分为地理可及性、时间可及性、经济可及性和社会可及性四类。由于中国医疗卫生服务机构在提供卫生保健服务时采用先付制，非紧急条件下如果没有现金支付能力，就会被拒绝提供服务。因此，过去20多年，各界都把注意力放在建立和完善医疗保险制度上，希望通过保险来提高卫生服务的经济可及性，而忽略了地理可及性，这对患者平等地获取优质卫生服务非常不利。

随着经济的发展和家庭收入的增长、医疗保险覆盖率的迅速提升以及基层医疗卫生机构布局的完善，尤其是2009年新医改以后，人民群众完全可以在家门口看得上病、看得起病。然而，他们对医疗水平和医疗质量的期望越来越高，希望到大医院找专家看病。即使是基层医疗卫生机构近在咫尺，他们也愿意舍近求远，去大医院尤其是三甲医院就医。对此，国家卫健委主任马晓伟一针见血地指出，中国不是看病难，而是看"协和"难。换言之，患者获取优质医疗卫生服务比较困难（时保国、吴少龙，2019）。

8.2.1 "看病难"与地理可及性

中国最优质的医疗卫生服务在哪里？当然是在三甲医院。20世纪80年代，时任卫生部部长陈敏章痛感医院职责分工不清、患者就医转诊标准不明，在其主政下，卫生部于1989年发布《医院分级管理办法（试行）》，启动了我国医院分级管理与评审工作。目前尚无医院获得三级特等资格，三甲医院就是中国等级最高的医疗机构，即医疗水平和质量最高的医疗机构。

然而，三甲医院的空间分布并不均衡。这种不均衡主要表现在两个方面：一是三甲医院主要集中在北京、上海、广州等一线大城市以及各省的省会城市；二是即便是同一城市，三甲医院的空间分布也不均衡。以北京市为例，80%的三甲医院集中在东城、西城、海淀、朝阳 4 个核心城区。三甲医院的过度集中导致患有大病或者疑难杂症的病人千里求医，地理可及性的不平等问题异常突出。另外，患者大量涌向三甲医院，也导致三甲医院人满为患、不堪重负。如北京市年诊疗量近 2.2 亿人次，日均有 70 万名外地患者来京看病。三甲医院医生长时间持续高负荷、超负荷运转，患者仍然抱怨“看病难”。

三甲医院作为优质医疗服务的提供者，其空间布局的平衡对于“看病难”问题的缓解、卫生资源的有效利用和医疗事业的可持续发展具有重要意义。目前，中国正在进行大规模、深层次的医疗改革。医疗服务的提供通常受地理因素的制约，因而医疗资源配置的空间可及性问题异常突出。从地理的角度，运用空间分析方法对医疗资源配置展开分析研究，是中国卫生政策研究的重要方向。

为什么以三甲医院为代表的优质医疗资源的空间分布非常不平衡？这种分布状况受到哪些机制和因素的影响？在文献综述的基础上，本节首先建构了一个初步的医院嵌入分层理论，阐述了医院服务的按国家“条”“块”结构组织起来的人群以及决定医院服务质量和技术水平等级的评审制度，根据理论和实证分析结果讨论了改善优质医疗空间布局的思路和途径。

8.2.2 公立医院与国家结构：嵌入分层理论

国家规划布局公立医院时，必须回答公共服务的三个基本问题：为谁服务？提供什么类型的服务？服务水平如何？这些公共服务的需要决定了公立医院的结构性定位以及相应的空间布局。

8.2.2.1 “条”“块”结构与嵌入

人群是如何组织起来的决定了如何为该人群建立公立医院，以满足其卫生保健需要。人群组织结构的优先性决定了服务于该人群的公立医院必须是一种特定组织结构下的嵌入关系。作为单一制国家，中国的国家组织结构通常被称为“条”“块”结构。“条”指国家机构的各职能领域的横向分工，如政府及其部门、军队、事业单位、国企和社会组织，俗称“某某系统”。“块”指国家机构在管理地域和事务方面的纵向层级分化，一般分为中央、省、市、县、乡五级。所谓嵌入，是指这种“条”“块”结构渗透到社会并把绝大多数人口和社会组织组织化，使之成为国家结构的一部分或者接受国家机构的领导和管理。

提供医疗服务的公立医院，本身就是“条”“块”结构的一部分，服务于通过“条”“块”结构组织起来的各领域、各层级范围内的人群。因此，它有两种嵌入方式：横向嵌入（“条”“条”）与纵向嵌入（“块”“块”）。横向嵌入产生了政府举办的人民医院、中医院和妇幼保健院三大基本医疗卫生机构，军队和武警部门举办的军警医院，事业单位举办的各种教学医院，国企举办的企业医院，以及由社会组织举办的医院。纵向嵌入则将这些类别的医院划分为不同的行政层级，冠以不同的地域名称，如某某省人民医院、某某市人民医院、某某县人民医院。

8.2.2.2 评审分级制度与分层

“条”“块”结构及其嵌入决定了公立医院服务的人群及其规模，这种服务的封闭性是建立在财政拨款和企事业单位福利基金的基础上。随着公立医院筹资的封闭性在改革开放后被自费就医和基本医保打破，旧有的公立医院分级诊疗和转诊制度被破坏，病人就医在市场竞争中陷入无序。原本主要提供医院服务的省市医院也开始提供大量门诊服务，直接与县医院和基层医疗卫生机构展开竞争。患者发现高级别医院医疗水平高、质量好，所以无论大病小病都涌向大医院。为适应市场经济体制，建立新的医疗秩序和提高医院管理、服务水平，卫生部门建立了医院评审和分级管理制度，明确各级医院主要提供哪些服务，以及相同服务类型下不同医院的技术水平和医疗质量。换言之，在计划经济体制下主要靠行政级别和财政财务约束来决定公立医院提供哪些服务，市场条件下则靠功能的自我定位和行政性评审来决定公立医院提供哪些服务。显然，隐性的行政授权转变为显性的行政审批也是一种进步。

首先，功能决定公立医院分“级”。直接为社区提供医疗、预防、康复、保健综合服务的基层医院被划分为一级医院。跨社区提供医疗卫生服务并能进行一定程度教学和科研的地区性医院被划分为二级医院。跨地区、省、市以及向全国范围提供医疗卫生服务并且具有全面医疗、教学、科研能力的医院被划分为三级医院。医院功能一般由政府定位，一、二、三级医院的划分与乡、县、市的行政级别相对应，市属以上的医院通常都是三级。然而，市、县、乡医院并不必然是三、二、一级医院。如果某医院经发展具备了更强的功能，能够完成更复杂的任务，就可以被评为高级别医院。如某些县属医院被评为三甲医院，极大地鼓励了公立医院提高管理水平和技术水平。

其次，医疗水平和质量决定公立医院分“等”。从供方角度，Donabedian（1988）认为，医疗质量是指供方为个人和社会提供卫生服务时，在当前医学科技水平下，可能达到最佳期望健康结果的程度。就纯粹的技术质量而言，指的是诊断的正确性、根据最佳证据提出的适宜干预措施，以及临床团队提供相应干预服务的能力，从而增加改善健康结果的可能性。提供同类服务的公立医院，其技术质量的差异决定了医院“等”位的高低。据此，一、二、三级医院又分别分为甲、乙、丙三等。医院规模也是重要影响因素，能够提供较多专科服务的医院必然是“庞然大物”。

8.2.2.3　嵌入分层机制

嵌入分层机制是指将人、财、物配置到不同“条”“块”和等级的公立医院的机制。“条”“块”和等级结构一旦建立，必然会建立相应的分层机制以维系该结构。针对人、财、物的配置，我国分别存在教育就业机制、筹资支付机制和规划管制机制来实现资源配置，导致了医疗质量的系统性分层。

高考之后，报考医学院校的学生就被教育机构根据考试成绩分化录取到不同水准的高校，随后接受了不同水平、要求的医学教育和培养；准入资格考试实际上是参差不齐的“栏杆”，不同医学教育年限和水平的受试者在各自跑道上竞争。这种系统性差异通过就业过程的社会选择机制进一步强化，导致了地区、城乡和不同级别医疗卫生机构人力资源水平的巨大差距。在劳动力市场中，大学和教学医院在教学和实习过程中已经洞悉了医学生的能力和水平，抢先一步录用了那些品学兼优的顶尖学生。“放”出来的学生再经雇主的层层筛选，形成了“本科县医院、专科卫生院、中专卫生室”的分布格局。

优秀医学生之所以不愿意下基层，一个很重要的原因就是待遇差。基层的收入和福利较差，根源在于现行的筹资支付体制。“谁家的孩子谁养”，行政隶属背后是政府财力差异，行政级别和地区经济发展水平决定了政府对医疗机构的投入。医保成为医院最大的筹资来源后，按项目付费制度对大医院更为有利，病人有医保后更愿意选择技术水平更高的大医院。大医院虽然繁忙，但收入待遇蒸蒸日上，医院发展步入良性循环。反观基层医疗卫生机构，“门前冷落鞍马稀”，虽然政府实行了“收支两条线”保障其收入，但其与三级机构的差距却越来越大。

尽管政府编制了各种规划来配置医疗卫生资源，但在数量之外根本无法控制质量。更糟糕的是，市场经济体制下公立医院具有通过市场获取资源的能力，政府难以用规划建立的政策标准完全控制公立医院的设施、设备。公立医院也具有非常强的政治影响力，可以通过游说突破区域卫生规划对设施、设备配置的限制。在设施、设备之外，规划虽然也对机构、人员、筹资支付改革提出了要求，但通常都不具有约束性。根据诊断学和医疗质量原理，人、财、物的不平衡分布决定了医院的诊断、处方和治疗水平，影响了医院的等级评定。

综上所述，人口规模、经济水平、行政层级、医学院校决定了某地区是否存在三甲医院及其数量。人口众多、经济发达、行政层级高、医学院校多的地区，更有可能拥有众多以三甲医院为代表的优质医疗资源。

8.3 中国医院的空间治理

中国优质医疗资源空间配置不均衡的现实在短期内很难改变，所有纳入空间分析的变量也支持这一判断，没有任何一个变量是易变的或者是可以轻易干预的。旧的体制、机制很难改变，意味着成本效益好的政策干预在传统框架下并不存在，我们要么提出新的思路，要么在传统框架下寄希望于长期的改变。本章尝试从空间治理的视角解决优质医疗资源可及性不公平的问题，主要思路有两个方面：一是调整优质医疗资源空间布局，二是改变三甲医院等优质医疗资源供给模式。

8.3.1　促进优质医疗资源空间整合和纵向流动

发挥规划在优质医疗资源配置中的宏观调控作用，国家应制定在欠发达市建设三甲医院的长期规划，从增量和存量两个方面进行空间治理，促进优质医疗资源空间整合和纵向流动，缓解区域间优质医疗资源的空间不平衡。

8.3.1.1　增量治理

增量方面的治理思路主要是增加优质医疗资源匮乏区域的优质医疗资源供给，争取未来每个地级行政单元都能有一家三甲医院。三甲医院的分布与人口密集程度紧密相关，但也要考虑地广人稀地区优质医疗资源的空间可及性，西部欠发达地区的一些地级单元的土地面积甚至超过东中部某些省份的土地面积。以西藏为例，土地面积超过 120 万平方千米，下辖拉萨市、日喀则市、山南市、林芝市、昌都市、那曲市和阿里地区共 7 个地级行政单位，而全区只有 1 家三甲医院。再以青海为例，全省共有 8 家三甲医院，集中在西宁市，而省内其他地级行政单元没有三甲医院，可以说，当前地广人稀地区的优质医疗资源空间可及性极低，而且这些区域多属于老少边穷地区，考虑到优质医疗资源的空间可及性的公平和地方发展现实，增加这些地区的优质医疗资源供给不仅有利于国民健康事业的发展，更有利于国家稳定和民族团结事业的发展。当然，在每个地级单元建设至少一家三甲医院是一项漫长的工作，不过应看到优质医疗资源匮乏区域虽然缺少三甲医院的布局，但是三级医院的分布相对均衡，所以可在上述地区三级医院的基础上慢慢培育和打造三甲医院，逐步增加上述地区的优质医疗资源供给。

8.3.1.2 存量治理

存量治理的思路主要是吸引优秀医疗人才流向三甲医院匮乏地区，提升当地医疗人才的专业水平。优质医疗资源匮乏的表现之一是优秀医疗人才的匮乏，人才的匮乏是制约优质医疗资源匮乏地区卫生事业健康发展的症结所在，争取在工资待遇、职称评定、教育培训和表彰奖励等方面提供优惠待遇，想方设法吸引优秀的医疗人才流向优质医疗资源相对匮乏的地级市，让更多的优质医疗资源“下沉”到患者身边。搭建平台推动三甲医院和三甲医院匮乏地区的医院在人才培养、交流等方面的合作，提升当地医疗人才的专业水平。同时还应该看到，三甲医院富集与否同医学教育富集程度高度相关，医学教育富集的地区其三甲医院就分布较多，反之则三甲医院相对匮乏。中国优质医疗资源空间配置不均衡的重要原因之一是医学教育机构更多地分布在国家级中心城市或区域性中心城市，由于中心城市自身的集聚效应和人才集聚效应等原因，每家医学教育机构几乎都拥有1所或几所三甲医院。因此，可根据卫生服务需求，以区域卫生规划为引导，在三甲医院相对匮乏的区域，如云南、贵州等地级行政区域，依托当地高校、科研机构等建立医学院，加大医学教育投入，提升当地优质医疗资源的可及性。

8.3.1.3 推进全国医学中心和区域医疗中心建设

患者异地就医、跨区域流动是当前我国社会主要矛盾在医疗服务领域的主要体现，国家卫健委公开资料显示，经过对2014—2017年全国三级医院收治的出院患者进行分析，连续4年全国异地就医占比约为7.9%，2017年以骨科、普外为主的外科异地就医患者占总异地就医患者的24.2%，以心血管内科、呼吸内科为主的内科占22.6%，妇产科占9.9%，儿科占7.2%，肿瘤科占11.0%。上述科室收治的异地就医患者占异地就医患者的75%，其中肿瘤科异地就医患者比例上升明显，增加了2.3%。进一步完善医疗服务体系是解决好患者异地就医、跨区域流动问题的关键。设置国家医学中心和国家区域医疗中心有利于促进优质医疗资源纵向和横向流动，提高我国整体和各区域医疗服务技术水平，有利于缓解肿瘤、心血管和神经等重大疾病优质医疗资源分布不均以及儿科、妇产和精神等专业医疗资源短缺问题。应充分发挥优质医疗资源的辐射引领作用，以问题和需求为导向，以临床专科建设为抓手，稳步推动国家医学中心和国家区域医疗中心建设，在区域、省域建设医学高地，让疑难危重患者在区域内能够得到有效救治，为实现分级诊疗创造条件。

全国医学中心和国家区域中心

2017年国家卫计委出台了《国家医学中心及国家区域医疗中心设置规划》，规划中提出建设国家医学中心及国家区域医疗中心。

国家医学中心的主要定位：在疑难危重症诊断与治疗、高层次医学人才培养、高水平基础医学研究与临床研究成果转化、解决重大公共卫生问题、医院管理等方面代表全国顶尖水平，发挥牵头作用，在国际上有竞争力。引领全国医学技术发展方向，为国家政策制定提供支持，会同国家区域医疗中心带动全国医疗、预防和保健服务水平提升。国家医学中心将在全国范围按综合、肿瘤、心血管、妇产、儿童、传染病、口腔、精神专科类别设置。同时，根据重大疾病防治需求，设置呼吸、脑血管、老年医学专业国家医学中心。

国家区域医疗中心的主要定位：在疑难危重症诊断与治疗医学人才培养、临床研究、疾病防控、医院管理等方面代表区域顶尖水平。协同国家医学中心带动区域医疗、预防和保健服务水平提升，努力实现区域间医疗服务同质化。国家区域医疗中心按照每个省（自治区、直辖市）遴选在医、教、研、防、管理等领域均具有领先水平的综合医院，设置建设1个综合类别的国家区域医疗中心。依据覆盖面积和人口分布现状，原则上在华北、东北、华东、中南、西南、西北6个区域，每个区域遴选在医、教、研、防、管理等领域均具有领先水平的医院，按照肿瘤、心血管、妇产、儿童、传染病、口腔、精神等专科设置相关专科类别的国家区域医疗中心。对涉及国家重大战略规划的重点省份给予一定的政策倾斜，促进医疗资源区域配置公平性，发挥规划的统筹作用。设置的具体数量与类别根据工作需要和实际情况确定。

8.3.2 构建分级诊疗体系

分级诊疗是按照疾病的轻重缓急及治疗的难易程度进行分级，逐步实现从全科到专业化的医疗过程。2015 年国务院办公厅出台《关于推进分级诊疗制度建设的指导意见》，指出建立分级诊疗制度是合理配置医疗资源、促进基本医疗卫生服务均等化的重要举措，是深化医药卫生体制改革、建立中国特色基本医疗卫生制度的重要内容，对于促进医药卫生事业长远健康发展、提高人民健康水平、保障和改善民生具有重要意义。该指导意见提出以强基层为重点完善分级诊疗服务体系，包括：

第一，明确各级各类医疗机构诊疗服务功能定位。城市三级医院主要提供急危重症和疑难复杂疾病的诊疗服务。城市三级中医医院充分利用中医药（含民族医药，下同）技术方法和现代科学技术，提供急危重症和疑难复杂疾病的中医诊疗服务和中医优势病种的中医门诊诊疗服务。城市二级医院主要接收三级医院转诊的急性病恢复期患者、术后恢复期患者及危重症稳定期患者。县级医院主要提供县域内常见病、多发病诊疗，以及急危重症患者抢救和疑难复杂疾病向上转诊服务。基层医疗卫生机构和康复医院、护理院等（以下统称慢性病医疗机构）为诊断明确、病情稳定的慢性病患者、康复期患者、老年病患者、晚期肿瘤患者等提供治疗、康复、护理服务。

第二，大力提高基层医疗卫生服务能力。通过政府举办或购买服务等方式，科学布局基层医疗卫生机构，合理划分服务区域，加强标准化建设，实现城乡居民全覆盖。通过组建医疗联合体、对口支援、医师多点执业等方式，鼓励城市二级以上医院医师到基层医疗卫生机构多点执业，或者定期出诊、巡诊，提高基层服务能力。合理确定基层医疗卫生机构配备使用药品品种和数量，加强二级以上医院与基层医疗卫生机构用药衔接，满足患者需求。强化乡镇卫生院基本医疗服务功能，提升急诊抢救、二级以下常规手术、正常分娩、高危孕产妇筛查、儿科等医疗服务能力。大力推进社会办医，简化个体行医准入审批程序，鼓励符合条件的医师开办个体诊所，就地就近为基层群众服务。提升基层医疗卫生机构中医药服务能力和医疗康复服务能力，加强中医药特色诊疗区建设，推广中医药综合服务模式，充分发挥中医药在常见病、多发病和慢性病防治中的作用。在民族地区要充分发挥少数民族医药在服务各族群众中的特殊作用。

第三，全面提升县级公立医院综合能力。根据服务人口、疾病谱、诊疗需求等因素，合理确定县级公立医院数量和规模。按照“填平补齐”原则，加强县级公立医院临床专科建设，重点加强县域内常见病、多发病相关专业，以及传染病、精神病、急诊急救、重症医学、肾脏内科（血液透析）、妇产科、儿科、中医、康复等临床专科建设，提升县级公立医院综合服务能力。在具备能力和保障安全的前提下，适当放开县级公立医院医疗技术临床应用限制。县级中医医院同时重点加强内科、外科、妇科、儿科、针灸、推拿、骨伤、肿瘤等中医特色专科和临床薄弱专科、医技科室建设，提高中医优势病种诊疗能力和综合服务能力。通过上述措施，将县域内就诊率提高到 90%左右，基本实现大病不出县。

第四，整合推进区域医疗资源共享。整合二级以上医院现有的检查检验、消毒供应中心等资源，向基层医疗卫生机构和慢性病医疗机构开放。探索设置独立的区域医学检验机构、病理诊断机构、医学影像检查机构、消毒供应机构和血液净化机构，实现区域资源共享。加强医疗质量控制，推进同级医疗机构间以及医疗机构与独立检查检验机构间检查检验结果互认。

建立分级诊疗制度，是合理配置医疗资源、促进基本医疗卫生服务均等化的重要举措，是深化医药卫生体制改革、建立中国特色基本医疗卫生制度的重要内容，对于促进医药卫生事业长远健康发展、提高人民健康水平、保障和改善民生具有重要意义。2015 年以来，国家出台一系列政策，多措并举推进分级诊疗制度建设。可以说，“基层首诊、双向转诊、急慢分治、上下联动的分级诊疗模式”出发点是好的，也取得了一定成效。例如，当前分级诊疗制度处于普及推广阶段，人们对分级诊疗制度已有所了解；少部分人（基层医疗机构附近的普通小病患者、低收入患者以及被医联体有效覆盖的人群）体会到了分级诊疗制度的经济性和便捷性等（刘敏等，2017）。不可否认的是，人民群众多层次、多元化的医疗服务需求与不平衡、不充分的卫生服务供给之间的矛盾依然突出，还需要不断完善分级诊疗体系。

现实中，分级诊疗体系的建设效果并不理想，良好的就医秩序并未形成。其难点主要在于：一是行政等级制度导致优秀医疗资源向高端富集，高水平医生不愿意在基层诊疗机构工作。当前我国医疗服务市场由公立机构占据主导地位，通过区域卫生规划等计划式行政手段将医疗机构划分为一、二、三级，并按照严格的行政等级分配公有资源，行政级别越高的医疗机构，获得的财政支持、优惠政策越多，其硬件设备、人力资源、学科发展、科研等方面的优势便越突出，对优秀医生资源产生强大的向上推动力，使得三级医院医生水平高于二级医院，二级医院医生水平高于社区医院，留在基层医疗机构的只有水平较差的医生，其薪酬也最低，可支配的资源也最少。二是由于基层缺乏大量高水平医生，患者不信任基层诊疗机构，不愿意就诊，基层诊疗机构不能发挥健康“守门人”的作用。三是上下转诊运行不畅，各级医院合作机制难以实现。大部分医疗机构都设立了全科医学和专科医学，导致各层级医院的服务项目和服务范围出现重复和交叉：社区医疗机构可对专科疾病进行诊断治疗，高层级医院也可对一般性疾病进行甄别和诊断，阻碍了分级诊疗的开展。上述问题的根本是制度安排的失当或缺失——行政配置资源的方式使基层缺乏优质资源，不能将患者留在基层，双向转诊制度不完善使医院很难以患者利益为中心，难以联手合作，分级诊疗制度的运行无法实现诊疗体系“明分实合”的本质（李珊珊，2016）。

需要正视的是，长期以来我国医疗资源已经形成稳固的高度“向上集中”格局，各级医疗机构医疗资源分布极不平衡。此外，无论是基层首诊与双向转诊，还是急慢分治与上下联动，目前的医疗资源结构和医疗资源总量都难以满足。医疗资源配置不合理和总量不足是最大障碍。合理配置医疗资源应该是建立分级诊疗制度的前提和基础。也就是说，科学合理的分级诊疗制度应该在医疗资源合理配置的基础上，明确各级医疗机构的功能，并确保其有效运行。在本质上，基层医疗卫生机构综合服务能力的提高，需要国家增加对医疗资源的投入，这不仅是建立分级诊疗制度的需要，也是我国医疗事业科学发展的需要（孔祥金，2018）。

8.3.3　发展远程医疗服务

患者在医疗卫生服务方面存在地理可及性问题，是医生“坐堂就诊”和医院集中布局引起的。尽管医院和医生效也有上门服务，如出诊和急救，但总体上三甲医院的优质医疗服务提供模式还是患者到固定的地点找医生。距离和交通时间非常重要，交通越便利，三甲医院服务的地理范围越广阔。但是很多重大疾病的发生、发展都非常快，患者需要尽快得到治疗，远离家门看病产生的差旅、食宿、陪护等间接费用也不可小觑。如果医生找患者，或者患者能够在家或在本地获取三甲医院的服务，那么优质医疗资源地理可及性的不公平问题就可以大大缓解了。

随着现代通信网络技术的发展，非核心甚至是核心的医院服务都可以通过互联网来实现。“互联网+医疗”建立了新的医疗服务提供模式，突破了地理空间的束缚，为解决医疗服务的地理可及性问题提供了新的思路。电话和电视技术产生后，人类就一直梦想着运用远程医疗方式为偏远地区患者提供医疗服务，特别是难度最大的医疗服务项目——手术。国家卫生计生委 2014 年出台的《关于推进医疗机构远程医疗服务的意见》中指出，远程医疗服务是一方医疗机构邀请其他医疗机构，运用通信、计算机及网络技术（以下简称“信息化技术”），为本医疗机构诊疗患者提供技术支持的医疗活动。远程医疗服务项目包括远程病理诊断、远程医学影像（含影像、超声、核医学、心电图、肌电图、脑电图等）诊断、远程监护、远程会诊、远程门诊、远程病例讨论及省级以上卫生计生行政部门规定的其他项目。该意见提出，发展远程医疗服务是优化医疗资源配置、实现优质医疗资源下沉、建立分级诊疗制度和解决群众看病就医问题的重要手段。

互联网建立之前，远程医疗只能借助专业设备开展，不但昂贵而且服务项目非常有限。互联网建立后，远程医疗的内容扩展到了信息咨询。移动3G技术诞生后，远程医疗的新形式——移动医疗又发展起来。我国医院也借机发展了网络挂号等项目，解决了医院挂号难等问题。随着移动支付、物流等技术与移动医疗的整合，挂号、缴费、取单、送药等非核心的医院服务都可以通过互联网来操作，不但提高了医院的运作效率，而且改善了医疗服务的可及性并降低了间接费用。4G技术催生了远程医疗的革命性突破，医院上线了一些门诊服务，医生能够通过视频对患者进行诊断和开具处方，也被称为“互联网医院”。根据国家卫健委2019年5月发布的报告，中国已经有了158家互联网医院。5G技术更是助力初步实现了远程手术的梦想。2019年3月，中国人民解放军总医院成功完成了全国首例基于5G的远程人体手术——帕金森病“脑起搏器”植入手术。核心医疗服务的在线提供完全打破了医疗服务的空间限制，为彻底解决偏远地区获取优质医疗服务的可及性问题奠定了坚实的技术基础。

门诊和手术等核心医疗服务的在线提供仍然需要线下机构配合，尤其是远程手术，还是需要技术高超的地方合作伙伴。欠发达地区的医院，尤其是地级市医院，需要和三甲医院建立基于远程医疗的医联体，让患者免于奔波，在本地就可以获取优质医疗服务。通过医联体及其互动，本地医院也必然逐步成长，不断提高自身医疗水平。随着5G、人工智能、区块链、大数据等技术的迅猛发展，中国医疗卫生体系正在发生深刻的变革，在点对点的远程医联体的基础上，有可能建成局部甚至是全体系的远程医疗网络。随着核心医疗服务的远程化和远程医疗的体系化，优质医疗服务的地理可及性问题必将得到彻底解决。

暴发于2019年年底的新冠肺炎疫情给经济发展和社会稳定带来了较大冲击，在疫情肆虐的背景下，远程医疗服务的优势逐步凸显。2020年，国家卫健委发文强调，要在疫情防控中做好互联网诊疗咨询服务，要求各级卫生健康行政部门充分发挥互联网医疗服务优势，大力开展互联网诊疗服务，特别是对发热患者的互联网诊疗咨询服务，进一步完善“互联网+医疗健康”服务功能，包括但不限于线上健康评估、健康指导、健康宣教、就诊指导、慢病复诊、心理疏导等，推动互联网诊疗咨询服务在疫情防控中发挥更为重要的作用，让人民群众获得及时的健康评估和专业指导，精准指导患者有序就诊，有效缓解医院救治压力，减少人员聚集，降低交叉感染风险。新冠肺炎疫情发生以来，互联网技术与医疗服务融合发展，远程医疗服务在方便人民群众就医方面发挥了积极作用。

8.3.4　发挥人工智能在卫生服务中的作用

作为最热门的应用领域，人工智能对医疗卫生领域产生了前所未有的渗透和影响，几乎涉及卫生体系的全部构成要素和目标。尤其在提高医疗卫生服务的能力和质量方面，取得了令人惊讶的结果。当然，在医疗机构和卫生体系的运作效率方面，以及卫生服务的覆盖面和公平性方面，人工智能也有着非常大的潜力。甚至可以说，人工智能作为一项革命性的技术，彻底改变了医疗卫生领域的技术环境，有可能导致卫生体系在新的技术基础上重构，给包括中国在内的发展中国家带来了希望：用人工智能建立一个高质量、高可及性的全民健康覆盖体系（时保国、吴少龙，2019）。

8.3.4.1　医疗质量

医疗质量有多个维度，就技术质量而言主要指准确的诊断、适当的治疗方案、高超的方案实施水平以及良好的健康结局。人工智能迅猛发展，在一些专科领域显示出了惊人的潜力，不仅能在诊断方面超越专家水平，还能够开具最全面适当的治疗方案。更令人期待的是，未来智能手术机器人可以与医生协作完成远程高难度手术。这一切都给患者带来了福音，有可能大幅改善医疗水平和健康结局。

（1）诊断

随着计算机视觉在算法方面的巨大进步，在病理、放射、皮肤、眼科等根据影像资料做出诊断决策的领域，人工智能超出专家水平已经常态化。在放射科领域，一项根据胸部X光图像检测肺炎的比较研究中，基于121层卷积神经网络的一种算法与4名放射科医生同时对11万多张标记的胸片进行识别，结果表明该算法的准确率优于放射科医生；在胸部X光检查癌性肺结节这一范围较窄的任务中，一种回顾性评估了3.4万多名患者扫描结果的深度神经网络，其准确度超过了18位放射学家中的17位。在皮肤病领域，一项使用了近13万张摄影和真皮数字化图像的大型训练数据集的研究中，21名美国认证皮肤科医生的表现至少与一种算法相当，该算法对癌变的AUC值为0.96，对黑色素瘤的AUC值为0.94。在眼科领域，已经有许多研究比较了算法和眼科医生在诊断不同眼科疾病方面的表现。在一项使用视网膜眼底照片诊断老年性黄斑变性的研究中，深度神经网络算法的准确率为88%~92%，几乎与眼科专家的准确率一样高。由中山大学中山眼科中心自主研发的人工智能眼科机器人（CC-Cruiser），通过总卷积神经网络对中山眼科中心大量先天性白内障图片进行分析和深度学习，其诊断能力已达15年以上资深眼科专家的水平，目前诊断准确率可达93%以上。病理领域采用数字化图像的速度要比前述领域慢得多，正如一些回顾性研究评估的那样，数字化病理切片的深度学习有可能提高解释的准确性和速度。在一项乳腺癌的病理切片研究中，无论有无淋巴结转移，对11名病理学家的表现与多种算法解释的表现进行了比较，结果各不相同。此外，在心电图和直声心动图方面，人工智能也有不俗表现。在549个心电图的小型回顾性数据集中，使用深度学习诊断心脏病发作时，报告的敏感性为93%，特异性为90%，与心脏病学家相当。

（2）治疗

作为人工智能医疗领域商业应用的典型代表，IBM沃森（Watson）医疗机器人尽管在美国不受欢迎，被批在一些癌症个案上给出不准确建议，甚至开错了有可能导致严重问题的药物，但一整套厚厚的癌症治疗方案仍具有一定的借鉴意义，尤其是可以帮助中国二、三线城市的三甲医院及省城里的非肿瘤专科医院提高治疗水平和留住患者。据媒体报道，青岛大学附属医院肿瘤医院曾接诊一名胃癌晚期并发肝脏肿瘤患者，医生们对先化疗还是先做手术持不同意见。遵循沃森“先化疗、再手术”方案进行治疗，化疗后患者肝脏癌细胞消失，胃切除手术后患者恢复良好，已经重新上班。南京市第一人民医院将314例胃癌病例治疗方案与沃森方案进行对比，发现方案一致的患者比不一致的患者平均多活4~5个月，相当于肿瘤新药延长的寿命。治疗中更能直接体现人工智能作用的则是手术机器人，但现有的“达·芬奇”手术机器人实际上是“内窥镜手术器械控制系统”，并不是按人工智能算法运作的；中国的“天玑”骨科机器人虽然很先进，但也并非人工智能机器人。在智能化大潮中，手术机器人像波士顿机器人那样实现自主，或许是最终的发展方向。

8.3.4.2　运行效率

同其他领域一样，卫生体系里存在大量低效和浪费现象。用人工智能提高医、保、药、患各领域的效率，自然会提高整个卫生体系的运作效率。众所周知，最具成本效益的是预防服务，人工智能在预防服务方面的改进对于整个卫生体系而言意义重大。预防领域最引人瞩目的事件是谷歌的流感预测，尽管它凭借的是寻医问药的搜索大数据而非机器学习算法，但仍然给疾病流行的预测打开了一扇大门。其后，有人从推特上筛选出流感相关记录，再通过无监督学习算法预测它的暴发时空，发现与真实流感数据相比，该预测的准确率达到97%。在中国也有类似的研究，运用百度和微博数据来预测中国流感的暴发。随着线上健康咨询、预约挂号和导诊、药物销售的增加，尤其是类似手机等移动终端的推动，这些新的数据来源也被人工智能算法用来预测某一时空的传染病流行情况，且早于医院就诊记录和疾控部门的汇总统计。相比传统传染病报告汇总统计体系，建立在大数据和人工智能算法基础上的公共卫生监测预警体系无疑更为敏感和迅捷。

电子健康档案和电子病历大数据也可以激发人工智能算法的威力。利用电子健康档案数据，机器和深度学习算法已经能够预测许多重要的健康结局，如阿尔茨海默病和死亡。一项针对22万余个电子健康档案数据的研究表明，深度学习和机器学习算法对3~12个月全死因死亡率的预测准确率为93%。在姑息治疗领域，该预测方法可以帮助医生作出决定。另一项使用西奈山心力衰竭队列病例的研究表明，对于1068个病例一个月内再入院的机器学习算法的准确率达到了78%。这些应用表明，机器学习可以准确预测某些疾病的发生，从而为有效调配和利用医疗卫生资源奠定坚实的基础。

可穿戴设备作为另一大数据来源，也可使人工智能在个体水平上预测患某种疾病的概率。目前市面上流行着大量可穿戴设备，但精度很少能够达到医用级别。达到医用级别的可穿戴传感器可以持续监测所有生命体征，包括血压、心率和节律、血氧饱和度、呼吸频率和体温，有助于穿戴者及时了解自身的健康状况并根据预警作出有效的预防，减少个人乃至整个国家的疾病负担。

人工智能除了能够精准识别医学影像外，还具有非常快的处理速度。影像在医学诊断中具有无可比拟的价值和地位，来自 CT、X 射线、核磁共振、超声、PET 等生成的图像约占医疗诊断数据的 90%。一张医学影像，医生需要花费 10 多分钟进行观察和分析，而经过深度学习训练的人工智能系统仅需几十秒，其速度约是医生的 10 倍。随着医学影像的大规模积累，人工智能影像分析系统不仅能够革命性地提高当下医生的影像处理效率，而且有望从积存的历史影像中挖掘出大量有用的信息。

除了疾病诊断治疗和风险预测，药物研发也是人工智能在医疗领域运用比较成功的场景。药物研发需要投入巨大的人力、财力、物力，动辄数以亿计。人工智能可以应用在药物开发的不同环节，提高新药研发的效率。在寻找药物靶点方面，人工智能取代人工试验，将会迅速提升速度，使得研发周期几乎缩短一半。传统的高通量筛选药物的方式非常昂贵，深度学习可以建立虚拟筛选模式来提高筛选的速度和准确性。

在减少重复烦琐工作方面，人工智能语音和自然语言处理技术可以大显身手。患者不熟悉复杂的医疗流程和建筑布局，对导诊和分诊的需求巨大，此时人工智能的语音和问答技术就派上了用场。一些公司推出了导诊机器人，如科大迅飞的“晓医”已经在天津医科大学总医院空港医院“上岗”。此外，针对医生在病历录入方面的繁重工作和结构化病历的挑战，科大讯飞、云知声等公司也推出了语音电子病历录入系统，使得医生可以轻松将医患问答转化为电子病历，甚至是结构化的电子病历。智能语音和语言处理在诊疗过程中的末端应用是随访。院外大规模随访限于人力、物力一直未能顺利开展，运用人工智能技术的随访机器人有望打破这一局面。人工智能在自然语言处理方面的进展，也使得医保审核引入人工智能成为可能。这方面的工作一直费时费力，人工智能的引入有望将相关人员从搜索中“解救”出来，将精力集中到违规案例的处理上。

人工智能在中国卫生体系的运用，很大程度上是和“互联网+”战略联系在一起的。人工智能影响中国卫生体系的范围在《国务院关于印发新一代人工智能发展规划的通知》中有所体现，在《国务院办公厅关于促进“互联网+医疗健康”发展的意见》中体现较多。除了前文已述功能，人工智能在中国场景下的应用还面临一个独特的使命，就是要解决高质量卫生服务的可及性。这既是一个公平问题，也是一个资源分配的伦理和政治问题。

众所周知，中国卫生资源的配置呈倒三角状态，医疗资源尤其是优质医疗资源大多集中在城市和沿海发达地区。即使在地区内部，医疗服务水平和质量也出现分层现象：“三甲”称号预示着医疗机构能够提供最高水准的医疗服务，基层医疗机构的医疗服务水平实际上处于“底层”。如前所述，人工智能技术不但为提高基层医疗服务质量提供了新的思路，其与“互联网+”相结合，还能将三甲医院的服务导入基层，为该问题的解决提供线上、线下相结合的新思路。有别于医疗卫生资源配置调整方案，基于人工智能的线上卫生服务提供方式极有可能通过较小的社会代价塑造一个全新的卫生服务模式，实现高质量卫生服务的普遍可及。

以广东省第二人民医院为例，它与广东粤北地区的阳山县合作，建立了基于远程医疗的省—县—乡—村四级医联体，并为贫困村村医配备了其开发的人工智能医生。以前村医出诊，只能携带药箱和听诊器，现在则配备了装有人工智能医生 App 的手机和便携式检查设备。村医在村民家可以进行血压、血糖、血氧、脉率、体温、心电图方面的检查，也可以将这些健康信息保存为电子健康档案。如果村医拿不准病情，就可以按照人工智能医生的要求在手机上一步步问诊，人工智能医生就可以辅助村医进行诊断。村医还可以把与该病例相关的文字、图片、音频、视频等信息输入App，由广东省第二人民医院的医生协助诊断。目前该人工智能医生涵盖了200多种常见病，占基层医疗机构日常诊断病种的90%，诊疗水平相当于中级临床主治医师的水平。这一迅速提高基层医生诊疗水平的方案得到了广东省卫健委的认可，计划在广东省2277个贫困村卫生站进行推广。

概言之，人工智能具有提高卫生体系服务质量和运作效率的强大潜力。对于中国这样的发展中国家而言，人工智能将全面提高医疗卫生服务机构的诊疗水平和能力。通过医联体的组织形式和在线人工智能医疗服务，率先提升医疗质量和水平的高级医疗机构可以帮助基层医疗机构，缩小二者之间的诊疗水平差距，或者二者合作提供基于人工智能辅助的医疗服务。鉴于目前人工智能的发展态势以及在医疗卫生领域的应用，建立一个普遍可及的、高质量卫生服务体系未来可期。中国经验表明，发展中国家也可以走上这条道路。中山大学眼科中心与尼泊尔加德满都大学在人工智能眼科医生方面的合作表明，发展中国家完全可以共享人工智能在医疗领域的研究成果（时保国、吴少龙，2019）。

8.3.5 提升以县医院为核心的基层医疗服务能力

县医院主要承担县级区域内居民的常见病、多发病诊疗，急危重症抢救与疑难病转诊，培训和指导基层医疗卫生机构人员，相应公共卫生服务职能以及突发事件紧急医疗救援等工作，是政府向县级区域内居民提供基本医疗卫生服务的重要载体。县医院在医院分类等级中多为二级医院或三级医院，是县域医疗服务的龙头和城乡医疗卫生服务体系的纽带，起着承上启下的关键作用。加强县级医院综合能力建设既是全面推进公立医院高质量发展的重要内容，也是落实分级诊疗制度的关键环节，积极推进县医院建设意义重大。第一，全面提升县级医院医疗服务能力，加强县级医院人才、技术、重点专科等核心竞争力建设，强化县级医院功能定位，有效承担县域居民常见病、多发病诊疗，危急重症抢救与疑难病转诊任务，有助于实现县域内就诊率达到90%左右，推动构建分级诊疗制度。第二，全面提升县医院医疗服务能力，方便患者就近就医，节省了外出就医的时间成本、精力成本和资金成本，增强群众获得感，有助于构建和谐的医患关系。第三，全面提升县医院医疗服务能力，依托县级公立医院建立医学影像诊断、检查检验、病理诊断等中心资源以及医疗人才优势，培训指导基层医疗卫生机构人员，提高开展传染病和突发公共卫生事件防控等公共卫生服务能力以及医疗服务能力，有利于医共体的推进，提升县域医疗综合水平。

因此，在通过建立区域医疗中心、完善分级诊疗制度、发展远程医疗以及发挥人工智能在卫生服务领域作用等措施促进优质医疗资源下沉的同时，补齐县医院医疗服务和管理能力短板，逐步实现县域内医疗资源整合共享，提升基层医疗服务能力，尤其是提升县医院高质量发展水平，有效落实县医院在县域医疗服务体系中的龙头作用和城乡医疗服务体系中的桥梁纽带作用，实现一般病在市县医院解决。依据国家卫健委 2021 年出台的《“千县工程”县医院综合能力提升工作方案（2021—2025 年）》等相关文件，可以从以下几个方面采取措施提升以县医院为核心的基层医疗服务能力。

一是落实县医院在分级诊疗体系中的功能定位。牵头组建紧密型县域医共体、远程医疗协作网，统筹管理县域医共体内基层医疗卫生机构，提升县域医疗服务能力，逐步将县域内常见病、慢性病引导到基层就诊，为居民提供疾病预防、诊断、治疗、营养、康复、护理、健康管理等一体化、连续性医疗卫生服务，并与城市三级医院建立远程医疗服务关系和双向转诊通道。

二是促进县域医疗资源共享。以县域医共体为载体，依托县医院建设互联互通的医学检验、医学影像、心电诊断、病理、消毒供应等资源共享五大中心，提高县域医疗资源配置和使用效率。在保证质量的基础上，推动不同级别类别的医疗卫生机构检查检验结果互认，促进县域内各医疗卫生机构服务同质化。丰富远程医疗服务内涵，提高利用率，向下辐射乡镇卫生院和村卫生室，提升基层医疗服务能力，向上与高水平省市级医院远程医疗系统对接，打通优质医疗资源输送通道。

三是加强专科能力建设。以满足人民群众就医需求为导向，提升县域内常见病、多发病的诊疗能力，根据“十四五”时期临床专科能力建设规划相关工作要求，做好县医院临床专科发展规划，加强临床专科服务能力建设。进一步健全诊疗科目，综合考量近年县域患者外转等因素，通过引进人才、改善硬件条件、派驻人员支援等措施补齐专科能力短板，重点提升对急危重症患者的抢救能力，突发公共卫生事件应急处置能力，肿瘤、神经、心血管、呼吸和感染性疾病等专科疾病防治能力。

四是提升县医院科学管理水平。加强党对公立县医院的全面领导，健全医院党委会和院长办公会议事决策制度，把党的领导融入医院治理全过程、各方面、各环节。坚持党管人才原则，加强领导班子和干部人才队伍建设。落实法律法规相关要求，提升医院依法治理能力，聚焦医、教、研、防等业务发展，加强资源配置并优化流程。建立医院运营管理决策支持系统，推动医院运营管理的科学化、规范化、精细化。关心关爱医务人员，增强医务人员职业荣誉感，营造尊医重卫的良好氛围。

五是加强城市三级医院和三甲医院对县级医院的对口支援。对脱贫县县级医院继续实行城市三级医院“组团式”支援，持续提升县级医院综合能力。县级医院要与城市三级医院建立远程医疗服务关系和双向转诊通道，鼓励与城市三级医院建立跨区域无竞争性对口帮扶机制，建立市县医联体，通过派出医务人员、开展专科共建、临床教学、业务培训等方式，促进优质医疗资源下沉。基础薄弱的县中医院可由城市三级中医医院实行“技术+管理”双下沉支持。通过推动省市优质医疗资源向县域下沉，加快补齐县级医院医疗服务和管理能力短板，落实县级医院“县域龙头、城乡纽带”功能定位，进一步提升县域内医疗资源整合共享水平，保障县域居民常见病多发病诊疗、急危重症抢救、疑难病转诊，以及传染病和突发公共卫生事件防控等公共卫生服务、突发事件紧急医疗救援等任务。

目前，中国正在进行大规模、深层次的医疗改革，从地理的角度运用空间分析方法对医疗资源配置展开分析研究并提供决策支持是下一阶段中国卫生政策研究的重要方向。做好顶层设计，发挥规划在优质医疗资源配置中的宏观调控作用，促进优质医疗资源空间整合和纵向流动，缓解区域间优质医疗资源空间不平衡。国家层面制定在欠发达城市建设三甲医院的长期规划，调整优质医疗资源空间布局。此外，在优质医疗资源相对匮乏的地级行政区域，依托当地高校、科研机构等建立医学院（或加大医学院扩招），增加医学教育投入，注重对卫生人才的培养与引进，提升当地优质医疗资源的可及性。

同时，以现代信息技术手段为载体，积极推动“智慧医疗”建设，促进优质医疗资源下沉，提高优质医疗服务的公平性和可及性。通过实证分析可以发现，城市级别是影响三甲医院空间分异的重要因素之一，直辖市、省会城市集聚了大量优质医疗资源，而一般地级单元卫生资源则相对稀缺。城市行政级别作为国家治理的重要手段，一般不会轻易改变，未来直辖市、省会城市仍然是优质医疗资源集聚的中心，但5G、AI、区块链、大数据等现代信息技术为优质医疗资源下沉提供了可能性，为建立局部乃至全体系的远程医疗网络提供了技术支撑。在不改变当前城市行政级别的前提下，可重点构建基于疾病临床大数据的临床决策支持系统，推动就医模式朝“智慧医疗”的方向发展，通过现代信息技术实现优质医疗资源的下沉。

参考文献

[1] 曹桂荣. 医院管理学概论 [M]. 北京：人民卫生出版社，2003.

[2] 曹静敏，徐爱军. 我国公立医院结构布局优化的路径及思考——基于17个试点城市的经验 [J]. 中国医院管理，2013 (1)：7-9.

[3] 车莲鸿. 基于高斯两步移动搜索法空间可及性模型的医院布局评价 [J]. 中国医院管理，2014 (2)：31-33.

[4] 车莲鸿. 引力可及性模型在上海市三级医院布局评价中的应用 [J]. 中国卫生统计，2013 (1)：9-11.

[5] 陈俊. 论公共医疗资源的分配正义 [J]. 自然辩证法，2013，29 (12)：84-89.

[6] 陈述彭，鲁学军，周成虎. 地理信息系统导论 [M]. 北京：科学出版社，1999.

[7] 邓丽，邵景安，郭跃. 基于改进的两步移动搜索法的山区医疗服务空间可及性——以重庆石柱县为例 [J]. 地理科学进展，2015，34 (6)：716-725.

[8] 范阳东. 调整医院布局 提高卫生资源配置效率 [J]. 中国医院管理，2007 (3)：18-20.

[9] 付先知，刘昭阳，徐飞，等. 基于集中指数评价中国卫生资源配置的公平性 [J]. 卫生经济研究，2018 (5)：28-32.

[10] 高晗，邱建清，韩海霞，等. 某市二三级医院急诊科质量控制调查与分析 [J]. 滨州医学院学报，2018 (1)：36-39.

[11] 高萍. 区域基本医疗卫生服务均等化现状、成因及对策——基于全国各省面板数据的分析 [J]. 宏观经济研究，2015，17 (4)：90-97.

[12] 龚健雅. 当代GIS的若干理论与技术 [M]. 武汉：武汉测绘科技大学出版社，1999.

[13] 龚健雅. 地理信息系统基础 [M]. 北京：科学出版社，2006.

[14] 国家卫生健康委员会. 2020中国卫生健康统计年鉴 [M]. 北京：中国协和

医科大学出版社，2021.

[15] 国家卫生健康委员会. 2021 中国卫生健康统计年鉴 [M]. 北京：中国协和医科大学出版社，2022.

[16] 郭仁忠. 空间分析 [M]. 2 版. 北京：高等教育出版社，2001.

[17] 海宁. 空间数据分析理论与实践 [M]. 李建松，秦昆，译. 武汉：武汉大学出版社，2009.

[18] 侯梦云，石金楼，杨帆. 2008—2014 年中国卫生资源配置的公平性分析 [J]. 南京医科大学学报（社会科学版），2018，18（2）：93-98.

[19] 姜玉培，甄峰，孙鸿鹄. 基于街区尺度的城市健康资源空间分布特征——以南京中心城区为例 [J]. 经济地理，2018，38（1）：85-94.

[20] 勒施. 经济空间秩序 [M]. 王守礼，译. 北京：商务印书馆，2010.

[21] 李俊，董锁成，陈艳晓. 基于空间可及性的宁蒙沿黄地带医疗资源缺乏单元识别 [J]. 干旱区资源与环境，2018，32（3）：39-43.

[22] 李俊，牛黎光，周玲. 空间可及性视角下安徽省医疗资源缺乏的单元识别 [J]. 安徽工业大学学报（社会科学版），2018，35（5）：29-32.

[23] 李伟才，赵丽琴，岳晔，等. 基于模糊聚类方法的三级医院空间布局研究——以石家庄市为例 [J]. 石家庄学院学报，2016（6）：20-24.

[24] 李寅波，胡江玲，王婧. 乌鲁木齐市综合医院空间布局研究 [J]. 干旱区资源与环境，2017（6）：59-63.

[25] 梁博毅，钱思蔚，张维琦. 中国各省医疗条件空间分布与合理性研究 [J]. 中国卫生统计，2017，34（3）：455-458.

[26] 马东彦. 仿真建模在医院布局优化中的应用 [J]. 中国医院管理，2007（2）：51-53.

[27] 马志飞，尹上岗，乔文怡. 中国医疗卫生资源供给水平的空间均衡状态及其时间演变 [J]. 地理科学，2018，38（6）：869-876.

[28] 普莱斯. ArcGIS 地理信息系统教程 [M]. 李玉龙，等，译. 北京：电子工业出版社，2012.

[29] 沈体雁，于瀚辰. 空间计量经济学：第 4 版 [M]. 北京：北京大学出版社，2019.

[30] 时保国，孙玉凤. 基于 GWR 模型的中国省级人均卫生费用的空间异质性研

究 [J]. 中国卫生事业管理, 2020, 37 (11): 823-826.

[31] 时保国, 田一聪, 赵江美, 等. 生态城市的研究进展与热点——基于文献计量和知识图谱分析 [J]. 干旱区资源与环境, 2020, 34 (3): 76-84.

[32] 时保国, 吴少龙. “看病难” 的空间分析: 嵌入分层理论视角的中国三甲医院地理分布 [J]. 甘肃行政学院学报, 2019 (5): 94-103.

[33] 宋雪茜, 邓伟, 周鹏. 两层级公共医疗资源空间均衡性及其影响机制——以分级诊疗改革为背景 [J]. 地理学报, 2019, 74 (6): 1178-1189.

[34] 孙玉凤, 时保国. 城乡居民医保整合对居民住院服务利用公平性影响及分解研究 [J]. 卫生软科学, 2020, 34 (5): 68-71.

[35] 孙玉凤, 时保国. 地域、性别不同与自评健康状况异质性研究 [J]. 中国农村卫生事业管理, 2020, 40 (7): 463-467.

[36] 覃文忠, 等. 混合地理加权回归模型算法研究 [J]. 武汉大学学报 (信息科学版), 2007, 32 (2): 115-119.

[37] 汤国安, 等. ArcGIS 地理信息系统空间分析实验教程 [M]. 北京: 科学出版社, 2021.

[38] 王建廷, 刘雅文. 基于 GIS 的天津市中心城区综合医院空间布局分析 [J]. 地理与地理信息科学, 2018 (5): 25-30.

[39] 王利, 殷钟秀. 基于 GIS 的大连市区医院布局评价研究 [J]. 辽宁师范大学学报 (自然科学版), 2018 (1): 100-105.

[40] 王文娟, 曹向阳. 增加医疗资源供给能否解决 “看病贵” 问题——基于中国省际面板数据的分析 [J]. 管理世界, 2016 (6): 98-106.

[41] 王志伟. 医院管理学 (新世纪第三版) [M]. 北京: 中国中医药出版社, 2017.

[42] 温在弘. 空间分析方法与应用 [M]. 台北: 双叶书廊, 2015.

[43] 熊雪晨, 陈海乐, 白鸽. 基于比值法的医疗服务地理可及性可视化表达方法研究 [J]. 中国卫生资源, 2016, 19 (4): 275-279.

[44] 徐成东, 王劲峰. 地理探测器——原理与展望 [J]. 地理学报, 2017, 72 (1): 116-134.

[45] 于瀚辰, 等. 空间计量经济学导论 [Z], 2018.

[46] 张鹭鹭, 王羽. 医院管理学 [M]. 北京: 人民卫生出版社, 2014.

［47］张玥，符刚. 基于GIS的天津市三级医院空间分布特征研究［J］. 中国卫生事业管理，2018（1）：77-80.

［48］张录法，李林青. 上海市不同层级医疗资源空间配置均衡性研究［J］. 城市发展研究，2019，26（6）：6.

［49］周迪，袁结松. 兼顾效率与公平的中国卫生资源配置：问题发现及政策路径［J］. 中国卫生政策研究，2018，11（3）：64-71.

［50］赵永，王岩松. 空间分析研究进展［J］. 地理与地理信息科学，2011（5）.

［51］赵作权. 空间格局统计与空间经济分析［M］. 北京：科学出版社，2014.

［52］赵作权. 社会科学的空间化浪潮［Z］，2013.

［53］Abdullahi S，Bin Mahmud A R，Pradhan B. Spatial Modelling of Site Suitability Assessment for Hospitals Using Geographical Information System-Based Multicriteria Approach at Qazvin City，Iran［J］. Geocarto International，2014，29（2）：164-184.

［54］Abtahi M，Dobaradaran S，Jorfi S，et al. Age-Sex Specific and Sequela-Specific Disability-Adjusted Life Years（DALYs）Due to Dental Caries Preventable Through Water Fluoridation：An Assessment at the National and Subnational Levels in Iran，2016［J］. Environmental Research，2018（167）：372-385.

［55］Aburto J M，Beltran-Sanchez H. Upsurge of Homicides and Its Impact on Life Expectancy and Life Span Inequality in Mexico，2005-2015［J］. American Journal of Public Health，2019，109（3）：483-489.

［56］Adeel M，Song X，Wang Y，et al. Environmental Impact of Estrogens on Human，Animal and Plant Life：A Critical Review［J］. Environment International，2017（99）：107-119.

［57］Adjiwanou V，LeGrand T. Gender Inequality and the Use of Maternal Healthcare Services in Rural Sub-Saharan Africa［J］. Health & Place，2014（29）：67-78.

［58］Ahmed M K，Baki M A，Islam M S，et al. Human Health Risk Assessment of Heavy Metals in Tropical Fish and Shellfish Collected from the River Buriganga，Bangladesh［J］. Environmental Science and Pollution Research，2015，22（20）：15880-15890.

［59］Almohamad H，Knaack A L，Habib B M. Assessing Spatial Equity and Accessibility of Public Green Spaces in Aleppo City，Syria［J］. Forests，2018，9（11）.

［60］Anselin L. Exploratory Spatial Data Analysis in a Geocomputational Environment［M］// Geocomputation：A Primer Chichester. New York，NY：Wiley，1998.

[61] Anselin L. Under the Hood Issues in the Specification and Interpretation of Spatial Regression Models [J]. Agricultural Economics, 2002, 27 (3): 247-267.

[62] Anselin L, Rey S J. Spatial Econometrics in an Age of CyberGIScience [J]. International Journal of Geographical Information Science, 2012, 26 (12): 2211-2226.

[63] Antunes F P, Costa M, Paim J S, et al. Social Inequalities in Spatial Distribution of Hospital Admissions Due to Respiratory Diseases [J]. Cadernos De Saude Publica, 2013, 29 (7): 1346-1356.

[64] Asara Y, Marchal J A, Carrasco E, et al. Cadmium Modifies the Cell Cycle and Apoptotic Profiles of Human Breast Cancer Cells Treated with 5-Fluorouracil [J]. International Journal of Molecular Sciences, 2013, 14 (8): 16600-16616.

[65] Avati A, Jung K, Harman S, et al. Improving Palliative Care with Deep Learning [J]. BMC Medical Informatics & Decision Making, 2018, 18 (4): 122.

[66] Avedis D. The Quality of Care: How Can It Be Assessed? [J]. Jama, 1988 (12): 1743-1748.

[67] Baker R, Wildman J, Mason H, et al. Q-Ing for Health-A New Approach to Eliciting the Public's Views on Health Care Resource Allocation [J]. Health Economics, 2014, 23 (3): 283-297.

[68] Barber S, Roux A, Cardoso L, et al. At the Intersection of Place, Race, and Health in Brazil: Residential Segregation and Cardio-Metabolic Risk Factors in the Brazilian Longitudinal Study of Adult Health (ELSA-Brasil) [J]. Social Science & Medicine, 2018, 199 (S1): 67-76.

[69] Bauer S E, Im U, Mezuman K, et al. Desert Dust, Industrialization, and Agricultural Fires: Health Impacts of Outdoor Air Pollution in Africa [J]. Journal of Geophysical Research Atmospheres, 2019, 124 (7): 4104-4120.

[70] Berend N. Contribution of Air Pollution to COPD and Small Airway Dysfunction [J]. Respirology, 2016, 21 (2): 237-244.

[71] Berry B J L, Mable D F. Spatial Analysis [M]. Englewood Cliff, NJ: Prentice Hall, 1968.

[72] Bode A M, Dong Z, Wang H. Cancer Prevention and Control: Alarming Challenges in China [J]. National Science Review, 2016, 3 (1): 117-127.

[73] Brantley-Sieders D, Kang-Hsien F, Deming-Halverson S, et al. Local Breast Cancer Spatial Patterning: A Tool for Community Health Resource Allocation to Address Local Disparities in Breast Cancer Mortality [J]. Plos One, 2012, 7 (9).

[74] Breyer B, Voss-Andreae A. Food Mirages: Geographic and Economic Barriers to Healthful Food Access in Portland, Oregon [J]. Health & Place, 2013 (24): 131-139.

[75] Browning M, Rigolon A. Do Income, Race and Ethnicity, and Sprawl Influence the Greenspace-Human Health Link in City-Level Analyses? Findings from 496 Cities in the United States [J]. International Journal of Environmental Research & Public Health, 2018, 15 (7).

[76] Bruni M L, Mammi I. Spatial Effects in Hospital Expenditures: A District Level Analysis [J]. Health Economics, 2017 (262): 63-77.

[77] Brunsdon C, Fotheringham A S, Charlton M E. Geographically Weighted Regression: A Method for Exploring Spatial Nonstationarity [J]. Geographical Analysis, 1996, 28 (4): 281-298.

[78] Brydan D. Mikomeseng: Leprosy, Legitimacy and Francoist Repression in Spanish Guinea [J]. Social History of Medicine, 2018, 31 (3): 627-647.

[79] Burt J E, Barber G. Elementary Statistics for Geographers [M]. 2nd ed. New York: Guilford, 1996.

[80] Butz W P, Torrey B. Some Frontiers in Social Science [J]. Science, 2006 (312).

[81] Cao C Y, Lam N S N. Understanding the Scale and Resolution Effects in Remote Sensing and GIS. Scale in Remote Sensing and GIS [M]. Florida: Lewis Publishers, Boca Raton, 1997: 57-72.

[82] Cao S, Duan X, Zhao X, et al. Health Risks of Children's Cumulative and Aggregative Exposure to Metals and Metalloids in a Typical Urban Environment in China [J]. Chemosphere, 2016 (147): 404-411.

[83] Cesari M, Costa N, Hoogendijk E O, et al. How the Frailty Index May Support the Allocation of Health Care Resources: An Example from the INCUR Study [J]. Journal of the American Medical Directors, 2016, 17 (5): 448-450.

[84] Chabukdhara M, Nema A K. Heavy Metals Assessment in Urban Soil Around Industrial Clusters in Ghaziabad, India: Probabilistic Health Risk Approach [J]. Ecotoxicology &

Environmental Safety, 2013 (87): 57-64.

[85] Chaix B, Meline J, Duncan S, et al. GPS Tracking in Neighborhood and Health Studies: A Step Forward for Environmental Exposure Assessment, a Step Backward for Causal Inference? [J]. Health & Place, 2013 (21): 46-51.

[86] Chakraborty J. Proximity to Extremely Hazardous Substances for People with Disabilities: A Case Study in Houston, Texas [J]. Disability & Health Journal, 2019, 12 (1): 121-125.

[87] Chang S S, Sterne J, Wheeler B W, et al. Geography of Suicide in Taiwan: Spatial Patterning and Socioeconomic Correlates [J]. Health & Place, 2011, 17 (2): 641-650.

[88] Chavehpour Y, Rashidian A, Raghfar H, et al. "Seeking Affluent Neighbourhoods?" A Time-Trend Analysis of Geographical Distribution of Hospitals in the Megacity of Tehran [J]. Health Policy and Planning, 2017, 32 (5): 669-675.

[89] Chen C C, Chen C W, Ho C K, et al. Spatial Variation and Resuscitation Process Affecting Survival after Out-of-Hospital Cardiac Arrests (OHCA) [J]. Plos One, 2015, 10 (12).

[90] Chi G, Zhu J. Spatial Regression Models for Demographic Analysis [J]. Population Research and Policy Review, 2008, 27 (1): 17-42.

[91] Chieregato A, Volpi A, Gordini G, et al. How Health Service Delivery Guides the Allocation of Major Trauma Patients in the Intensive Care Units of the Inclusive (Hub and Spoke) Trauma System of the Emilia Romagna Region (Italy). A Cross-Sectional Study [J]. BMJ Open, 2017 (7).

[92] Chorley R J. Spatial Analysis in Geomorphyology [M]. London: Methuen, 1972.

[93] Coen S E. Connecting Qualitative Research on Exercise and Environment to Public Health Agendas Requires an Equity Lens [J]. Health & Place, 2018 (53): 264-267.

[94] Collins M, Donaldson C. Resource Allocation in Integrated Care Settings: What Works? Case of Health and Social Care Partnerships in Scotland [J]. International Journal of Integrated Care, 2016, 16 (6): 199.

[95] Coombes E, Jones A. Gamification of Active Travel to School: A Pilot Evaluation of the Beat the Street Physical Activity Intervention [J]. Health & Place, 2016 (39): 62-69.

[96] Cornish F, Campbell C, Shukla A, et al. From Brothel to Boardroom: Prospects for

Community Leadership of HIV Interventions in the Context of Global Funding Practices [J]. Health & Place, 2012, 18 (3): 468-474.

[97] Costa C, Lee S. The Evolution of Urban Spatial Structure in Brasilia: Focusing on the Role of Urban Development Policies [J]. Sustainability, 2019, 11 (2).

[98] Cuadros D F, Abu-Raddad L J. Spatial Variability in HIV Prevalence Declines in Several Countries in Sub-Saharan Africa [J]. Health & Place, 2014 (28): 45-49.

[99] Cuartas D E, Ariza Y, Pachajoa H, et al. Analysis of the Spatial and Temporal Distribution of Birth Defects Between 2004-2008 at a Third-Level Hospital in Cali, Colombia [J]. Colombia Medica, 2011, 42 (1): 9-16.

[100] Currie J, Castillo M G, Adekanmbi V, et al. Evaluating Effects of Recent Changes in NHS Resource Allocation Policy on Inequalities in Amenable Mortality in England, 2007-2014: Time-Series Analysis [J]. Journal of Epidemiology and Community Health, 2019, 73 (2): 162-167.

[101] Daneshvar F, Nejadhashemi A P, Zhang Z, et al. Assessing the Relative Importance of Parameter Estimation in Stream Health Based Environmental Justice Modeling [J]. Journal of Hydrology, 2018 (563): 211-222.

[102] D'Angelo H, Fleischhacker S, Rose S W, et al. Field Validation of Secondary Data Sources for Enumerating Retail Tobacco Outlets in a State Without Tobacco Outlet Licensing [J]. Health & Place, 2014 (28): 38-44.

[103] Delamater P L. Spatial Accessibility in Suboptimally Configured Health Care Systems: A Modified Two-Step Floating Catchment Area (M2SFCA) Metric [J]. Health & Place, 2013 (24): 30-43.

[104] Dijkema M, van Strien R T, van der Zee S C, et al. Spatial Variation in Nitrogen Dioxide Concentrations and Cardiopulmonary Hospital Admissions [J]. Environmental Research, 2016 (151): 721-727.

[105] Dogru A, Arslan T, Ulugtekin N, et al. GIS Based Evaluation of Health Services in Turkey [J]. Fresenius Environmental Bulletin, 2019, 28 (2): 548-553

[106] Doricic R, Coric T, Tomljenovic M, et al. Mortality Characteristics of Two Populations in the Northern Mediterranean (Croatia) in the Period 1960-2012: An Ecological Study [J]. International Journal of Environmental Research and Public, 2018, 15 (11): 2591.

[107] Draus P, Lovall S, Formby T, et al. A Green Space Vision in Southeast Michigan's Most Heavily Industrialized Area [J]. Urban Ecosystems, 2019 (22): 91-102.

[108] Dumont B, Groot J, Tichit M. Review: Make Ruminants Green Again-How Can Sustainable Intensification and Agroecology Converge for a Better Future? [J]. Animal, 2018, 122 (S1): S210-S219.

[109] Dupras C, Song L Q, Saulnier K M, et al. Epigenetic Discrimination: Emerging Applications of Epigenetics Pointing to the Limitations of Policies Against Genetic Discrimination [J]. Front Genet, 2018 (9).

[110] Eckenwiler L. Displacement and Solidarity: An Ethic of Place-Making [J]. Bioethics, 2018, 32 (9): 562-568.

[111] Enestvedt R C, Clark K M, Freborg K, et al. Caring in the Margins a Scholarship of Accompaniment for Advanced Transcultural Nursing Practice [J]. ANS Adv Nurs Sci, 2018, 41 (3): 230-242.

[112] Eldemir F, Onden I. Geographical Information Systems and Multicriteria Decisions Integration Approach for Hospital Location Selection [J]. International Journal of Information Technology & Decision Making, 2016, 15 (5): 975-997.

[113] Fedrigotti A, Riccadonna A, Riccadonna D. "Candido's List": The Workers of Collotta Cis & Figli at Molina Di Ledro in Trento Province, Italy. A Tale of Magnesia, Asbestos and Work [J]. Ann Ist Super Sanità, 2019, 55 (1): 90-93.

[114] Felice B, Prabhakaran M P, Rodriguez A P, et al. Drug Delivery Vehicles on a Nano-Engineering Perspective [J]. Materials Science & Engineering C-Materials for Biogical Applications, 2014 (41): 178-195.

[115] Ferguson M, Roberts H E, McEachan R, et al. Contrasting Distributions of Urban Green Infrastructure Across Social and Ethno-Racial Groups [J]. Landscape & Urban Planning, 2018 (175): 136-148.

[116] Fischer M. Spatial Analysis and Geocomputation: Selected Essay [M]. Springer, 2006.

[117] Fotheringham A S, Brunsdon C. Some Thoughts on Inference in the Analysis of Spatial Data [J]. International Journal of Geographical Information Science, 2011, 18 (5): 447-457.

[118] Fotheringham A S, Charlton M E, Brunsdon C. Geographically Weighted Regression: A Natural Evolution of the Expansion Method for Spatial Data Analysis [J]. Environment and Planning A: Economy and Space, 2016, 30 (11): 1905-1927.

[119] Fransen K, Neutens T, De Maeyer P, et al. A Commuter-Based Two-Step Floating Catchment Area Method for Measuring Spatial Accessibility of Daycare Centers [J]. Health & Place, 2015 (32): 65-73.

[120] Frenkel A, Israel E. Spatial Inequality in the Context of City-Suburb Cleavages-Enlarging the Framework of Well-Being and Social Inequality [J]. Landscape & Urban Planning, 2018 (177): 328-339.

[121] Fu L N, Kettner N M. The Circadian Clock in Cancer Development and Therapy [M] // Gillette M U. Progress in Molecular Biology and Translational Science. San Diego: Elsevier Academic Press Inc., 2013: 221.

[122] Fullman N, Yearwood J, Abay S M, et al. Measuring Performance on the Healthcare Access and Quality Index for 195 Countries and Territories and Selected Subnational Locations: A Systematic Analysis from the Global Burden of Disease Study 2016 [J]. The Lancet, 2018, 391 (10136): 2236-2271.

[123] Gao R, Yu Y, Inoue A, et al. Heterogeneous Nuclear Ribonucleoprotein K (hnRNP-K) Promotes Tumor Metastasis by Induction of Genes Involved in Extracellular Matrix, Cell Movement, and Angiogenesis [J]. Journal of Biological Chemistry, 2013, 288 (21): 15046-15056.

[124] Garthwaite K, Bambra C. "How the Other Half Live": Lay Perspectives on Health Inequalities in an Age of Austerity [J]. Social Science & Medicine, 2017 (187): 268-275.

[125] Getis A, Aldstadt J. Constructing the Spatial Weights Matrix Using a Local Statistic [J]. Geographical Analysis, 2004, 36 (2): 90-104.

[126] Getis A, Ord J K. The Analysis of Spatial Association by the Use of Distance Statistics [J]. Geographical Analysis, 1992, 24 (3).

[127] Ghosn W, Menvielle G, Rican S, et al. Associations of Cause-Specific Mortality with Area Level Deprivation and Travel Time to Health Care in France from 1990 to 2007, a Multilevel Analysis [J]. BMC Public Health, 2017 (18).

[128] Goldenberg R, Kalantari Z, Destouni G. Increased Access to Nearby Green-Blue

Areas Associated with Greater Metropolitan Population Well-Being [J]. Land Degradation & Development, 2018, 29 (10): 3607-3616.

[129] Gomez E J, Jungmann S, Lima A S. Resource Allocations And Disparities In The Brazilian Health Care System: Insights From Organ Transplantation Services [J]. BMC Health Services Research, 2018 (18).

[130] Goodchild M F, Haining R. Intergrating GIS and Spatial Data Analysis: Problems and Possobilities [J]. International Journal of Geographical Information System, 1992, 6 (5).

[131] Goodchild M F, Janelle D. Spatially Integrated Social Science [M]. Oxford Univercity Press, 2004.

[132] Goodchild M F. A General Framework for Error Analysis in Measurement-Based GIS [J]. Journal of Geographical Systems, 2004.

[133] Goodchild M F. A Spatial Analytical Perspective on Geographical Information Systems [J]. International Journal of Geographical Information Science, 1987 (1): 327-334.

[134] Goyal S, Gupta N, Chatterjee S, et al. Natural Plan Extracts as Potential Therapeutic Agents for the Treatment of Cancer [J]. Current Topics in Medicinal Chemistry, 2017, 17 (2): 96-106.

[135] Greaves L, Poole N, Hemsing N. Tailored Intervention for Smoking Reduction and Cessation for Young and Socially Disadvantaged Women During Pregnancy [J]. Journal of Obstetric, Gynecologic & Neonatal Nursing, 2019, 48 (1): 90-98.

[136] Green M A, Dorling D, Mitchell R. Updating Edwin Chadwick's Seminal Work on Geographical Inequalities by Occupation [J]. Social Science & Medicine, 2018 (197): 59-62.

[137] Greenfield EA. Age-Friendly Initiatives, Social Inequalities, and Spatial Justice [J]. Hastings Center Report, 2018 (483): S41-S45.

[138] Gu K. Accessibility and Equity of Urban Medical Resources Based on Geographic Information System [J] Investigación Clínica, 2019 (60).

[139] Guo S H, Yang G G, Pei T, et al. Analysis of Factors Affecting Urban Park Service Area in Beijing: Perspectives from Multi-Source Geographic Data [J]. Landscape & Urban Planning, 2019 (181): 103-117.

[140] Haining R P, Wise S M, Ma J. Exploratory Spatical Data Analysis in a Geographic System Enviroment [J]. The Statistician, 1998 (47).

[141] Haining R P. Design Spatial Data Analysis Modules for GIS [M] // Fotheringham S, Rogreson P. Spatial Analysis and GIS. London: Toylor & Francis, 1994.

[142] Harling G, Castro M C. A Spatial Analysis of Social and Economic Determinants of Tuberculosis in Brazil [J]. Health & Place, 2014 (25): 56-67.

[143] Harris C, Allen K, Waller C, et al. Sustainability in Health care by Allocating Resources Effectively (SHARE) 3: Examining How Resource Allocation Decisions Are Made, Implemented and Evaluated in a Local Healthcare Setting [J]. BMC Health Services Research, 2017 (17).

[144] Harris C, Allen K, Waller C, et al. Sustainability in Health care by Allocating Resources Effectively (SHARE) 5: Developing A Model for Evidence-Driven Resource Allocation in a Local Healthcare Setting [J]. BMC Health Services Research, 2017 (17).

[145] Harris C, Green S, Elshaug A G. Sustainability in Health care by Allocating Resources Effectively (SHARE) 10: Operationalising Disinvestment in a Conceptual Framework for Resource Allocation [J]. BMC Health Services Research, 2017 (17).

[146] Harris C, Ko H, Waller C, et al. Sustainability in Health Care by Allocating Resources Effectively (SHARE) 4: Exploring Opportunities and Methods for Consumer Engagement in Resource Allocation in a Local Healthcare Setting [J]. BMC Health Services Research, 2017 (17).

[147] Harris J P, Lopman B A, Cooper B S, et al. Does Spatial Proximity Drive Norovirus Transmission During Outbreaks in Hospitals? [J]. BMJ Open, 2013, 3 (7).

[148] Hashim D, Boffetta P. Occupational and Environmental Exposures and Cancers in Developing Countries [J]. Annals of Global Health, 2014, 80 (5): 393-411.

[149] He J, Baxter S L, Xu J, et al. The Practical Implementation of Artificial Intelligence Technologies in Medicine [J]. Nature Medicine, 2019, 25 (1): 30-36.

[150] Helbich M, Bluml V, de Jong T, et al. Urban-Rural Inequalities in Suicide Mortality: A Comparison of Urbanicity Indicators [J]. International Journal of Health Geographics, 2017 (16).

[151] Holden A. Cosmetic Dentistry: A Socioethical Evaluation [J]. Bioethics, 2018, 32 (9): 602-610.

[152] Huang J, Yu Y, Wang L, et al. Tetraphenylethylene-Induced Cross-Linked

Vesicles with Tunable Luminescence and Controllable Stability [J]. ACS Applied Materials & Interfaces, 2017, 9 (34): 29030-29037.

[153] IOM. Crossing the Quality Chasm: A New Health System for the 21st Century [M]. Washington, DC: National Academies Press, 2001.

[154] IOM. Institute of Medicine [M] // Medicare: A Strategy for Quality Assurance. Washington, DC: National Academy Press, 1990.

[155] Jakab Z, Juhasz A, Nagy C, et al. Trends and Territorial Inequalities of Incidence and Survival of Childhood Leukaemia and Their Relations to Socioeconomic Status in Hungary, 1971-2015 [J]. European Journal of Cancer Prevention, 2017 (262): s183-s190.

[156] Jenerette G D. Ecological Contributions to Human Health in Cities [J]. Landscape Ecology, 2018, 33 (10): 1655-1668.

[157] Jennings B. Solidarity and Care as Relational Practices [J]. Bioethics, 2018, 32 (9): 553-561.

[158] Jiao W, Wang T, Khim J S, et al. Polycyclic Aromatic Hydrocarbons in Soils Along the Coastal and Estuarine Areas of the Northern Bohai and Yellow Seas, China [J]. Environmental Monitoring and Assessment, 2013, 185 (10): 8185-8195.

[159] Jing Y, Liu Y L, Cai E X, et al. Quantifying the Spatiality of Urban Leisure Venues in Wuhan, Central China-GIS-Based Spatial Pattern Metrics [J]. Sustainable Cities & Society, 2018 (40): 638-647.

[160] Kim K E, Cho D, Park H J. Air Pollution and Skin Diseases: Adverse Effects of Airborne Particulate Matter on Various Skin Diseases [J]. Life Sciences, 2016 (152): 126-134.

[161] Kimberly L L, Folkers K M, Friesen P, et al. Ethical Issues in Gender-Affirming Care for Youth [J]. Pediatrics, 2018, 142 (6).

[162] Kirch J, Buter K, Marquardt G. Spatial Concepts of Special Wards for the Care of Patients with Dementia in Acute Care Hospitals [J]. Z GERONTOL GERIATR, 2018, 511: 86.

[163] Kitchen P, Williams A, Pong R W, et al. Socio-Spatial Patterns of Home Care Use in Ontario, Canada: A Case Study [J]. Health & Place, 2011, 17 (1): 195-206.

[164] Klein N, Kneib T, Marra G, et al. Mixed Binary-Continuous Copula Regression Models with Application to Adverse Birth Outcomes [J]. Statistics in Medicine, 2019, 38

(3): 413-436.

[165] Kong X Q, Liu Y, Wang Y X, et al. Investigating Public Facility Characteristics from a Spatial Interaction Perspective: A Case Study of Beijing Hospitals Using Taxi Data [J]. ISPRS International Journal of Geo-Information, 2017, 6 (2).

[166] Kriegel L S. Stranger Support: How Former Prisoners with Mental Illnesses Navigate the Public Landscape of Reentry [J]. Health & Place, 2019 (56): 155-164.

[167] Kuehnl A, Salvermoser M, Erk A, et al. Spatial Analysis of Hospital Incidence and in Hospital Mortality of Abdominal Aortic Aneurysms in Germany: Secondary Data Analysis of Nationwide Hospital Episode (DRG) Data [J]. European Journal of Vascular & Endovascular, 2018, 55 (6): 852-859.

[168] Kuhn H W, Kuenne R E. An Efficient Algorithm for the Numerical Solution of the Generalized Weber Problem in Spatial Economics [J]. Journal of the Regional Science, 1962 (4): 21-33.

[169] Kuo T M, Mobley L R, Anselin L. Geographic Disparities in Late-Stage Breast Cancer Diagnosis in California [J]. Health & Place, 2011, 17 (1): 327-334.

[170] Laborde A, Tomasina F, Bianchi F, et al. Children's Health in Latin America: The Influence of Environmental Exposures [J]. Environmental Health Perspectives, 2015, 123 (3): 201-209.

[171] Lagonigro R, Martori J C, Apparicio P. Environmental Noise Inequity in the City of Barcelona [J]. Transportation Research Part D: Transport and Environment, 2018 (63): 309-319.

[172] Lagravinese R, Liberati P, Resce G. Exploring Health Outcomes by Stochastic Multicriteria Acceptability Analysis: An Application to Italian Regions [J]. European Journal of Operational Research, 2019, 274 (3): 1168-1179.

[173] Lagravinese R, Liberati P, Resce G. Exploring Health Outcomes by Stochastic Multicriteria Acceptability Analysis: An Application to Italian Regions [J]. European Journal of Operational Research, 2019, 274 (3): 1168-1179.

[174] Lai Y, Kontokosta C E. The Impact of Urban Street Tree Species on Air Quality and Respiratory Illness: A Spatial Analysis of Large-Scale, High-Resolution Urban Data [J]. Health & Place, 2019 (56): 80-87.

[175] Lam N, Quattrochi D A. On the Issues of Scale, Resolution and Fractal Analysis in the Mapping Sciences [J]. The Professional Geographer, 1992 (44): 88-98.

[176] Lanza K, Stone B, Haardorfer R. How Race, Ethnicity, and Income Moderate the Relationship Between Urban Vegetation and Physical Activity in the United States [J]. Preventive Medicine, 2019 (121): 55-61.

[177] Laura J, Li W, Rey S J, et al. Parallelization of a Regionalization Heuristic in Distributed Computing Platforms: A Case Study of Parallel-P-Compact-Regions Problem [J]. International Journal of Geographical Information Science, 2015, 29 (4): 536-555.

[178] Law J, Perlman C. Exploring Geographic Variation of Mental Health Risk and Service Utilization of Doctors and Hospitals in Toronto: A Shared Component Spatial Modeling Approach [J]. International Journal of Environmental Research & Public, 2018, 15 (4).

[179] LeDoux T F, Vojnovic I. Going Outside the Neighborhood: The Shopping Patterns and Adaptations of Disadvantaged Consumers Living in the Lower Eastside Neighborhoods of Detroit, Michigan [J]. Health & Place, 2013 (19): 1-14.

[180] Lee D, Lawson A. Quantifying the Spatial Inequality and Temporal Trends in Maternal Smoking Rates in Glasgow [J]. Annals of Applied Statistics, 2016, 10 (3): 1427-1446.

[181] Lee G, Lee H, Lee C. Food Safety Issues in Industrialization of Traditional Korean Foods [J]. Food Control, 2012, 24 (1-2): 1-5.

[182] Lee K H, Dvorak R G, Schuett M A, et al. Understanding Spatial Variation of Physical Inactivity Across the Continental United States [J]. Landscape & Urban Planning, 2017 (168): 61-71.

[183] Lelieveld J, Barlas C, Giannadaki D, et al. Model Calculated Global, Regional and Megacity Premature Mortality Due to Air Pollution [J]. Atmospheric Chemistry and Physics, 2013, 13 (14): 7023-7037.

[184] LeSage J P, Pace R K. Introduction to Spatial Econometrics (Statistics, Textbooks and Monographs) [M]. CRC Press, 2009.

[185] Leung Y, Mei C, Zhang W. Statistical Tests for Spatial Nonstationarity Based on the Geographically Weighted Regression Model [J]. Environment and Planning A: Economy and Space, 2016, 32 (1): 9-32.

[186] Li W, Li L, Goodchild M F, et al. A Geospatial Cyberinfrastructure for Urban E-

conomic Analysis and Spatial Decision-Making [J]. ISPRS INT J GEO-INF, 2013, 2 (2): 413-431.

[187] Liao M. The Role of Age in Allocation of Health Care Resources in China [J]. Journal of the American Geriatrics Society, 2017, 652 (S1): S298.

[188] Lieyanos R S. Impaired Water Hazard Zones. Mapping Intersecting Environmental Health Vulnerabilities and Polluter Disproportionality [J]. ISPRS International Journal of Geo-Information, 2018, 7 (11).

[189] Liu D, Ma Y, Zhuang K, et al, Linking Temporal-Parietal Junction to Internet Addiction Tendency: Moderating Effect of Critical Thinking [J]. Journal of Behavioral Addictions, 2021, 10 (3): 759-766.

[190] Liu W. Uncovering the Complexity of Communication Processes for Medication Management in Hospital Spatial Environments [J]. Nursing Research, 2018, 67 (2): e13.

[191] Liu X, Jiang J, Yu C, et al. Secular Trends in Incidence and Mortality of Bladder Cancer in China, 1990-2017: A Joinpoint and Age-Period-Cohort Analysis [J]. Cancer Epidemiol, 2019 (61): 95-103.

[192] Long E, Lin H, Liu Z, et al. An Artificial Intelligence Platform for the Multihospital Collaborative Management of Congenital Cataracts [J]. Nature Biomedical Engineering, 2017, 1 (2): 24.

[193] Longo F, Siciliani L, Gravelle H, et al. Do Hospitals Respond To Rivals' Quality And Efficiency? A Spatial Panel Econometric Analysis [J]. Health Economics, 2017, 26 (S2): 38-62.

[194] Lu B, Charlton M, Fotheringham A S. Geographically Weighted Regression Using a Non-Euclidean Distance Metric with a Study on London House Price Data [J]. Procedia Environmental Sciences, 2011 (7): 92-97.

[195] Lu C, Zhang Z, Lan X. Impact of China' s Referral Reform on the Equity and Spatial Accessibility of Healthcare Resources: A Case Study of Beijing [J]. Social Science & Medicine, 2019 (235).

[196] Lu X, Fu H, Han F, et al. Lipoxin A4 Regulates $PM_{2.5}$-Induced Severe Allergic Asthma in Mice via the Th1/Th2 Balance of Group 2 Innate Lymphoid Cells [J]. Journal of Thoracic Disease, 2018, 10 (3): 1449-1459.

[197] Ma M, Li Y, Wang N, et al. Does the Medical Insurance System Really Achieved the Effect of Poverty Alleviation for the Middle-Aged and Elderly People in China? Characteristics of Vulnerable Groups and Failure Links [J]. BMC Public Health, 2020, 20 (1).

[198] Ma M, Tian W, Kang J, et al. Does the Medical Insurance System Play a Real Role in Reducing Catastrophic Economic Burden in Elderly Patients with Cardiovascular Disease in China? Implication for Accurately Targeting Vulnerable Characteristics [J]. Globalization Health, 2021, 17 (1).

[199] Ma S, Li J, Tang H, et al. Synthesis of the Anti-Prostate Cancer Drug Abiraterone Acetate [J]. Heterocycles, 2018, 96 (3): 461-469.

[200] Maantay J A, Maroko A R. Brownfields to Greenfields: Environmental Justice Versus Environmental Gentrification [J]. International Journal of Environmental Research & Public Health, 2018, 15 (10).

[201] Magrath I, Steliarova-Foucher E, Epelman S, et al. Paediatric Cancer in Low-Income and Middle-Income Countries [J]. The Lancet Oncology, 2013, 14 (3): e104-e116.

[202] Maharajan M, Rajiah K, Sivanandy P. Use of Health Economic Information in the Management of Health Care Resource Allocation [J]. Value in Health, 2016, 19 (7): A836.

[203] Mao Y, Yang D, He J, et al. Epidemiology of Lung Cancer [J]. Surgical Oncology Clinics of North America, 2016, 25 (3): 439.

[204] McCarthy H H., Hook J C., Knos D S. The Measurement of Association in Industrial Geography [M]. New York: Greenwood Press, 1982.

[205] McCartney G, Collins C, Walsh D, et al. Why the Scots Die Younger: Synthesizing the Evidence [J]. Public Health, 2012, 126 (6): 459-470.

[206] McMaster R B, Sheppard E. Introduction: Scale and Geographic Inquiry [M]. Blackwell Publishing Ltd., 2008.

[207] Meijering J V, Tobi H, Kern K. Defining and Measuring Urban Sustainability in Europe: A Delphi Study on Identifying Its Most Relevant Components [J]. Ecological Indicators, 2018 (90): 38-46.

[208] Menon R, Riera A, Ahmad A. A Global Perspective on Gastrointestinal Diseases [J]. Gastroenterology Clinics of North America, 2011, 40 (2): 427.

[209] Metraux S, Brusilovskiy E, Prvu-Bettger J A, et al. Geographic Access to and A-

vailability of Community Resources for Persons Diagnosed with Severe Mental Illness in Philadelphia, USA [J]. Health & Place, 2012, 18 (3): 621-629.

[210] Micheel C M, Anderson I A, Lee P, et al. Internet-Based Assessment of Oncology Health Care Professional Learning Style and Optimization of Materials for Web-Based Learning: Controlled Trial with Concealed Allocation [J]. Journal of Medical Internet Research, 2017, 19 (7).

[211] Minkler M, Estrada J, Thayer R, et al. Bringing Healthy Retail to Urban "Food Swamps": A Case Study of CBPR-Informed Policy and Neighborhood Change in San Francisco [J]. Journal of Urban Health, 2018, 95 (6): 850-858.

[212] Mobley L R, Kuo T M, Watson L, et al. Geographic Disparities in Late-Stage Cancer Diagnosis: Multilevel Factors and Spatial Interactions [J]. Health & Place, 2012, 18 (5): 978-990.

[213] Mueller E J, Hilde T W, Torrado M J. Methods for Countering Spatial Inequality: Incorporating Strategic Opportunities for Housing Preservation into Transit-Oriented Development Check for Planning [J]. Landscape & Urban Planning, 2018 (177): 317-327.

[214] Mujasi P N, Puig-Junoy J. Predictors of Primary Health Care Pharmaceutical Expenditure by Districts in Uganda and Implications for Budget Setting and Allocation [J]. BMC Health Services Research, 2015 (15).

[215] Murray A T, Gober P, Anselin L, et al. Spatial Optimization Models for Water Supply Allocation [J]. Water Resources Management, 2012, 26 (8): 2243-2257

[216] Nam J, Dempsey N. Community Food Growing in Parks? Assessing the Acceptability and Feasibility in Sheffield, UK [J]. Sustainability, 2018, 10 (8).

[217] Nesbitt L, Meitner M J, Girling C, et al. Who Has Access to Urban Vegetation? A Spatial Analysis of Distributional Green Equity in 10 US Cities [J]. Landscape & Urban Planning, 2019 (181): 51-79.

[218] Nesbitt L, Meitner M J, Sheppard S, et al. The Dimensions of Urban Green Equity: A Framework for Analysis [J]. Urban Forestry & Urban Greening, 2018 (34): 240-248.

[219] Norman J, Basu S. Evaluating an Intervention Addressing Stress in Emergency Department Clerical Staff [J]. Occup Med Oxford, 2018, 68 (9): 638-640.

[220] Openshaw R E. Hg and as Soil Geochemistry of the Meager Creek Geothermal

Area [J]. Developments in Economic Geology, 1984 (17): 339-344.

[221] Ostby J T, Desser A S, Kristiansen I S. Are Allocation Preferences in Health Care Consistent with a Particular Definition of Severity? Results from a Random-Sample Survey of Norwegians [J]. Value in Health, 2016, 19 (7): A473.

[222] Ouma P O, Maina J, Thuranira P N, et al. Access to Emergency Hospital Care Provided by the Public Sector in Sub-Saharan Africa in 2015: A Geocoded Inventory and Spatial Analysis [J]. The Lancet Global Health, 2018, 6 (3): e342-e350.

[223] Ouyang W, Gao B, Cheng H G, et al. Exposure Inequality Assessment for $PM_{2.5}$ and the Potential Association with Environmental Health in Beijing [J]. Science of the Total Environment, 2018 (635): 769-778.

[224] Owili P O, Hsu Y, Chern J Y, et al. Perceptions and Attitudes of Health Professionals in Kenya on National Health Care Resource Allocation Mechanisms: A Structural Equation Modeling [J]. Plos One, 2015, 10 (6).

[225] Pan J, Liu H R, Wang X L, et al. Assessing the Spatial Accessibility of Hospital Care in Sichuan Province, China [J]. Geospatial Health, 2015, 10 (2): 261-270.

[226] Pan J, Zhao H Q, Wang X L, et al. Assessing Spatial Access to Public and Private Hospitals in Sichuan, China: The Influence of the Private Sector on the Healthcare Geography in China [J]. Social Science & Medicine, 2016 (170): 35-45.

[227] Pandurangan A K, Mohebali N, Esa N M, et al. Gallic Acid Suppresses Inflammation in Dextran Sodium Sulfate-Induced Colitis in Mice: Possible Mechanisms [J]. International Immunopharmacology, 2015, 28 (2): 1034-1043.

[228] Paquet C, Coffee N T, Haren M T, et al. Food Environment, Walkability, and Public Open Spaces Are Associated with Incident Development of Cardio-Metabolic Risk Factors in a Biomedical Cohort [J]. Health & Place, 2014 (28): 173-176.

[229] Pena-Fernandez A, Gonzalez-Munoz M J, Lobo-Bedmar M C. Establishing the Importance of Human Health Risk Assessment for Metals and Metalloids in Urban Environments [J]. Environment International, 2014 (72): 176-185.

[230] Perea F C, Sayles N R, Reich A J, et al. "Mejorando Nuestras Oportunidades": Engaging Urban Youth in Environmental Health Assessment and Advocacy to Improve Health and Outdoor Play Spaces [J]. International Journal of Environmental Research & Public

Health, 2019, 16 (4).

[231] Plazas P C. Understanding the Space of Nursing Practice in Colombia: A Critical Reflection on the Effects of Health System Reform [J]. Nursing Inquiry, 2018, 25 (3).

[232] Pouraliakbarimamaghani M, Mohammadi M, Mirzazadeh A. A Queuing Location-Allocation Model for a Capacitated Health Care System [J]. Scientia Iranica, 2017, 24 (2): 751-764.

[233] Prag P, Subramanian S V. Educational Inequalities in Self-Rated Health Across US States and European Countries [J]. International Journal of Public Health, 2017, 62 (6): 709-716.

[234] Qiang Y, Shen S W, Chen Q. Visibility Analysis of Oceanic Blue Space Using Digital Elevation Models [J]. Landscape & Urban Planning, 2019 (181): 92-102.

[235] Rehman Z U, Khan S, Brusseau M L, et al. Lead and Cadmium Contamination and Exposure Risk Assessment via Consumption of Vegetables Grown in Agricultural Soils of Five-Selected Regions of Pakistan [J]. Chemosphere, 2017 (168): 1589-1596.

[236] Reibling N, Beckfield J, Huijts T, et al. Depressed During the Depression: Has the Economic Crisis Affected Mental Health Inequalities in Europe? Findings from the European Social Survey (2014) Special Module on the Determinants of Health [J]. European Journal of Public Health, 2017 (271): 47-54.

[237] Reigner H, Brenac T. Safe, Sustainable... But Depoliticized and Uneven: A Critical View of Urban Transport Policies in France [J]. Transportation Research Part A: Policy and Practice, 2019 (121): 218-234.

[238] Reshadat S, Zangeneh A, Saeidi S, et al. Inequalities in Access to Hospitals: A Case Study in the Islamic Republic of Iran 1997 - 2012 [J]. East Mediterr Health Journal, 2019 (25): 119-126.

[239] Rey S J, Anselin L, Li X, et al. Open Geospatial Analytics with PySAL [J]. ISPRS International Journal of Geo-Information, 2015, 4 (2): 815-836.

[240] Rigolon A, Browning M, Jennings V. Inequities in the Quality of Urban Park Systems: An Environmental Justice Investigation of Cities in the United States [J]. Landscape & Urban Planning, 2018 (178): 156-169.

[241] Ripley B D. Spatial Statistics [M]. New York: Wiley, 1981.

[242] Robinson O, Tamayo I, de Castro M, et al. The Urban Exposome during Pregnancy and Its Socioeconomic Determinants [J]. Environmental Health Perspectives, 2018, 126 (7).

[243] Roelofsen M. Exploring the Socio-Spatial Inequalities of Airbnb in Sofia, Bulgaria [J]. Erdkunde, 2018, 72 (4): 313-327.

[244] Rossi M, Mirbagheri S S, Keshavarzian A, et al. Nutraceuticals In Colorectal Cancer: A Mechanistic Approach [J]. European Journal of Pharmacology, 2018 (833): 396-402.

[245] Roussot A, Cottenet J, Gadreau M, et al. The Use of National Administrative Data to Describe the Spatial Distribution of In-Hospital Mortality Following Stroke in France, 2008-2011 [J]. International Journal of Health Geographics, 2016 (15).

[246] Ruktanonchai C W, Nilsen K, Alegana V A, et al. Temporal Trends in Spatial Inequalities of Maternal and Newborn Health Services Among Four East African Countries, 1999-2015 [J]. BMC Public Health, 2018 (18).

[247] Sass C K, Lodder R A, Lee B D. Combining Biophysical and Socioeconomic Suitability Models for Urban Forest Planning [J]. Urban Forestry & Urban Greening, 2019 (38): 371-382.

[248] Scherber K, Langner M, Endlicher W. Spatial Analysis of Hospital Admissions for Respiratory Diseases During Summer Months in Berlin Taking Bioclimatic and Socio-Economic Aspects into Account [J]. Journal of the Geographical Society of Berlin, 2013, 144 (3-4): 217-237.

[249] Scripcaru G, Mateus C, Nunes C. A Decade of Adverse Drug Events in Portuguese Hospitals: Space-Time Clustering and Spatial Variation in Temporal Trends [J]. BMC Pharmacology & Toxicology, 2017 (18): 34.

[250] Sen T, Samanta S K. Medicinal Plants, Human Health and Biodiversity: A Broad Review [M] // Mukherjee J. Advances in Biochemical Engineering-Biotechnology. Berlin: Springer-Verlag Berlin, 2015: 59-110.

[251] Shaikh M A, Ali M S. Spatial Distribution and Accessibility to Public Sector Tertiary Care Teaching Hospitals in Karachi: A Geographic Information Systems Application [J]. Journal of the Pakistan Medical Association, 2016, 66 (7): 889-892.

[252] Shaikh M A, Malik N A. Spatial Distribution and Accessibility to Public Sector

Tertiary Care Teaching General Hospitals: Tale of Two Khyber Pakhtunkhwa Districts - Peshawar and Abbottabad [J]. Journal of the College of Physicians & Surgeons Pakistan, 2019, 29 (1): 87-89.

[253] Shameer K, Johnson K W, Yahi A, et al. Predictive Modeling of Hospital Readmission Rates Using Electronic Medical Record-Wide Machine Learning: A Case-Study Using Mount Sinai Heart Failure Cohort [J]. Pacific Symposium On Biocomputing, 2017 (22): 276-287.

[254] Shankar A, Dubey A, Saini D, et al. Environmental and Occupational Determinants of Lung Cancer [J]. Translational Lung Cancer Research, 2019 (81): s31-s49.

[255] Sharma B M, Bharat G K, Tayal S, et al. Perfluoroalkyl Substances (PFAS) In River and Ground/Drinking Water of the Ganges River Basin: Emissions and Implications for Human Exposure [J]. Environmental Pollution, 2016, 208 (B): 704-713.

[256] Sharon D, Kamen A. Advancements in the Design and Scalable Production of Viral Gene Transfer Vectors [J]. Biotechnology and Bioengineering, 2018, 115 (1): 25-40.

[257] Shewry P R, Hey S J. The Contribution of Wheat to Human Diet and Health [J]. Food & Energy Security, 2015, 4 (3): 178-202.

[258] Shi B G, Xiang W J, Bai X D, et al. District Level Decoupling Analysis of Energy-Related Carbon Dioxide Emissions from Economic Growth in Beijing, China [J], Energy Reports, 2022.

[259] Shi B, Fu Y, Bai X, et al. Spatial Pattern and Spatial Heterogeneity of Chinese Elite Hospitals: A Country-Level Analysis [J]. Frontiers in Public Health, 2021 (9).

[260] Shoman W, Demirel H. Spatio-Temporal Detection of Accessibility Change on Health Care: A Case Study for Istanbul [J]. Fresenius Environmental Bulletin, 2019, 28 (2): 700-704.

[261] Shin H, Ahn E. Does the Regional Deprivation Impact the Spatial Accessibility to Dental Care Services? [J]. Plos One, 2018, 13 (9).

[262] Shrestha R, Flacke J, Martinez J, et al. Environmental Health Related Socio-Spatial Inequalities: Identifying "Hotspots" of Environmental Burdens and Social Vulnerability [J]. International Journal of Environmental Research & Public Health, 2016, 13 (7).

[263] Singh K K. Urban Green Space Availability in Bathinda City, India [J]. Environmental Monitoring & Assessment, 2018, 190 (11).

[264] Skedgel C, Wailoo A, Akehurst R. Societal Preferences for Distributive Justice in the Allocation of Health Care Resources: A Latent Class Discrete Choice Experiment [J]. Medical Decision Making an International Journal, 2015, 35 (1): 94-105.

[265] Song C B, He J J, Wu L, et al. Health Burden Attributable to Ambient $PM_{2.5}$ in China [J]. Environmental Pollution, 2017 (223): 575-586.

[266] Song Y M, Huang B, Cai J X, et al. Dynamic Assessments of Population Exposure to Urban Greenspace Using Multi-Source Big Data [J]. Science of the Total Environment, 2018 (634): 1315-1325.

[267] Song Y Z, Tan Y, Song Y M, et al. Spatial and Temporal Variations of Spatial Population Accessibility to Public Hospitals: A Case Study of Rural-Urban Comparison [J]. Mapping Sciences & Remote Sensing, 2018, 55 (5): 718-744.

[268] Song Z N, Yan T G, Ge Y J. Spatial Equilibrium Allocation of Urban Large Public General Hospitals Based on the Welfare Maximization Principle: A Case Study of Nanjing, China [J]. Sustainability, 2018, 10 (9).

[269] Stei A, Meer V D, Gorte B. Spatial Statistics for Romete Sensing [M]. Dordrecht: Kluwer Academic Publishers, 1999.

[270] Stevens R G, Brainard G C, Blask D E, et al. Breast Cancer and Circadian Disruption from Electric Lighting in the Modern World [J]. CA: A Cancer Journal for Clinicians, 2014, 64 (3): 207-218.

[271] Sun H, Zu Y. A Highlight of Recent Advances in Aptamer Technology and Its Application [J]. Molecules, 2015, 20 (7): 11959-11980.

[272] Sun S, Fang C. Factors Governing Variations of Provincial Consumption-Based Water Footprints in China: An Analysis Based on Comparison with National Average [J]. The Science of the Total Environment, 2019 (654): 914-923.

[273] Surie D, Fane O, Finlay A, et al. Molecular, Spatial, and Field Epidemiology Suggesting TB Transmission in Community, Not Hospital, Gaborone, Botswana [J]. Emerging Infectious Diseases, 2017, 23 (3): 487-490.

[274] Sylvia S, Xue H, Zhou C C, et al. Tuberculosis Detection and the Challenges of Integrated Care in Rural China: A Cross-Sectional Standardized Patient Study [J]. Plos Medicine, 2017, 14 (10): e1002405.

[275] Tamayo-Figueroa D P, Castillo E, Brandao P F B. Metal and Metalloid Immobilization by Microbiologically Induced Carbonates Precipitation [J]. World Journal of Microbiology and Biotechnology, 2019, 35 (4): 58.

[276] Tang D, Wang C, Nie J, et al. Health Benefits of Improving Air Quality in Taiyuan, China [J]. Environment International, 2014 (73): 235-242.

[277] Tang S L, Meng Q Y, Chen L, et al. Tackling the Challenges to Health Equity in China [J]. The Lancet, 2008 (9648): 1493-1501.

[278] Thom K, Burnside D. Sharing Power in Criminal Justice: The Potential of Co-Production for Offenders Experiencing Mental Health and Addictions in New Zealand [J]. International Journal of Mental Health Nursing, 2018, 27 (4): 1258-1265.

[279] Topol E J. High-Performance Medicine: The Convergence of Human and Artificial Intelligence [J]. Nature Medicine, 2019, 25 (1): 44-56.

[280] Tran N T, Dubost C, Baggio S, et al. Safer Tattooing Interventions in Prisons: A Systematic Review and Call to Action [J]. BMC Public Health, 2018 (18).

[281] Tu J, Wang C, Wu S. Using Technological Innovation to Improve Health Care Utilization in China's Hospitals: The Emerging "Online" Health Service Delivery [J]. Journal of Asian Public Policy, 2017 (3): 1-18.

[282] Ulak M B, Kocatepe A, Ozguven E E, et al. Geographic Information System-Based Spatial and Statistical Analysis of Severe Crash Hotspot Accessibility to Hospitals [J]. Journal of the Transportation Research Board, 2017, 2635 (1): 90-97.

[283] Uniwn D J. Geographical Information System and the Problem of "Error and Uncertainty" [J]. Progress in Human Geography, 1995 (19).

[284] Uniwn D J. Introductory Spatial Analysis [M]. London: Methuen, 1981.

[285] van der Aa M J, Paulus A, Hiligsmann M, et al. Varying Opinions on Who Deserves Collectively Financed Health Care Services: A Discrete Choice Experiment on Allocation Preferences of the General Public [J]. Inquiry, 2018, 55: 1-11.

[286] van Raalte A A, Sasson I, Martikainen P. The Case for Monitoring Life-Span Inequality [J]. Science, 2018, 362 (6418): 1002.

[287] Viriato D, Antunes M. Disease Maping and Spatial-Temporal Analysis of Hospital

Admissions Due to Heart Failure in Portugal [J]. Value in Health, 2015, 18 (7): A404.

[288] Vora K S, Yasobant S, Patel A, et al. Has Chiranjeevi Yojana Changed the Geographic Availability of Free Comprehensive Emergency Obstetric Care Services in Gujarat, India? [J]. Global Health Action, 2015 (8): 1-11.

[289] Wan J L, Liu Y F, Chen Y Y, et al. A Tale of North and South: Balanced and Sustainable Development of Primary Education in Ningxia, China [J]. Sustainability, 2018, 10 (2).

[290] Wang N, Gao W, Ma M, et al. The Medical Insurance System's Weakness to Provide Economic Protection for Vulnerable Citizens in China: A Five-Year Longitudinal Study [J]. Archives of Gerontology & Geriatrics, 2021 (92).

[291] Wang S S, Zhang Y, Xu Y Q, et al. A Quantitative Analysis of Inequality of Urban Cultural Space Distribution in Xi'an [J]. Science China-Technological Sciences, 2019, 62 (3): 502-510.

[292] Wang X L, Pan J. Assessing The Disparity in Spatial Access to Hospital Care in Ethnic Minority Region in Sichuan Province, China [J]. BMC Health Services Research, 2016 (16).

[293] Wang X, Deng L, Cai L, et al. Preparation, Characterization, Pharmacokinetics, and Bioactivity of Honokiol-in-Hydroxypropyl-beta-Cyclodextrin-in-Liposome [J]. Journal of Pharmaceutical Sciences, 2011, 100 (8): 3357-3364.

[294] Wang Y, Hu J, Lin W, et al. Health Risk Assessment of Migrant Workers' Exposure to Polychlorinated Biphenyls in Air and Dust in an E-Waste Recycling Area in China: Indication for a New Wealth Gap in Environmental Rights [J]. Environment International, 2016 (87): 33-41.

[295] Wei C Z, Cabrera-Barona P, Blaschke T. Local Geographic Variation of Public Services Inequality: Does the Neighborhood Scale Matter? [J]. International Journal of Environmental Research & Public Health, 2016, 13 (10).

[296] Wei J W., Wang J G, Huang Y, et al. Secondary Prevention of Ischemic Stroke in Urban China [J]. Stroke, 2010 (5): 967-974.

[297] Whaley K J, Morton J, Hume S, et al. Emerging Antibody-based Products

[M] // Palmer K, Gleba Y. Current Topics in Microbiology and Immunology. Berlin: Springer-Verlag Berlin, 2014: 107-126.

[298] WHO. Health Systems Financing: The Path to Universal Coverage [R] // The World Health Report 2010, 2010.

[299] WHO. Health Systems: Improving Performance [R] // The World Health Report 2000, 2000.

[300] Williams M R, King K W, Penn C J. Integrating Temporal Inequality into Conservation Planning to Improve Practice Design and Efficacy [J]. Journal of the American Water Resources Association, 2018, 54 (5): 1039-1054.

[301] Wu H C, Tseng M H. Evaluating Disparities in Elderly Community Care Resources: Using a Geographic Accessibility and Inequality Index [J]. International Journal of Environmental Research & Public Health, 2018, 15 (7).

[302] Xia Q, Wu L, Tian W, et al. Ten-Year Poverty Alleviation Effect of the Medical Insurance System on Families with Members Who Have a Non-Communicable Disease: Evidence from Heilongjiang Province in China [J]. Frontiers in Public Health, 2021 (9).

[303] Xiao Y, Wang D, Fang J. Exploring the Disparities in Park Access Through Mobile Phone Data: Evidence from Shanghai, China [J]. Landscape & Urban Planning, 2019 (181): 80-91.

[304] Xie B, An Z H, Zheng Y L, et al. Healthy Aging with Parks: Association Between Park Accessibility and the Health Status of Older Adults in Urban China [J]. Sustainable Cities & Society, 2018 (43): 476-486.

[305] Xie Y C, Gong H M, Lan H, et al. Examining Shrinking City of Detroit in the Context of Socio-Spatial Inequalities [J]. Landscape & Urban Planning, 2018 (177): 350-361.

[306] Yip W, Hsiao W. China's Health Care Reform: A Tentative Assessment [J]. China Economic Review, 2009, 20 (4): 613-619.

[307] Yousaf B, Amina, Liu G, et al. The Importance of Evaluating Metal Exposure and Predicting Human Health Risks in Urban-Periurban Environments Influenced by Emerging Industry [J]. Chemosphere, 2016, 150 (5): 79-89.

[308] Yuan W, Yang N, Li X. Advances in Understanding How Heavy Metal Pollution

Triggers Gastric Cancer [J]. BioMed Research International, 2016 (1): 1-10.

[309] Zhang L, Gove J H. Spatial Assessment of Model Errors from Four Regression Techniques [J]. Forest Science, 2005, 51 (4): 334.

[310] Zhang L, Ma Z, Guo L. Spatially Assessing Model Errors of Four Regression Techniques for Three Types of Forest Stands [J]. Forestry, 2008, 81 (2): 209-225.

[311] Zhang M Y, Lu J J, Wang L, et al. Development of Monoclonal Antibodies in China: Overview and Prospects [J]. Journal of Biomedicine and Biotechnology, 2015-02-25: 168935.

[312] Zhang S, Long Y. Characteristics of Spatial and Temporal Differences in the Color Planning and Guidance in Wuhan Hospital Based on GIS [J]. Basic & Clinical Pharmacology & Toxicology, 2016, 1181 (S1): 111.

[313] Zhang Z Z, Meerow S, Newell J P, et al. Enhancing Landscape Connectivity Through Multifunctional Green Infrastructure Corridor Modeling and Design [J]. Urban Forestry & Urban Greening, 2019 (38): 305-317.

[314] Zhao T, Zhang C, Anselin L, et al. A Parallel Approach for Improving Geo-SPARQL Query Performance [J]. International Journal of Digital Earth, 2015, 8 (5): 383-402.

[315] Zhao X Y, Cheng H G, He S Y, et al. Spatial Associations Between Social Groups and Ozone Air Pollution Exposure in the Beijing Urban Area [J]. Environmental Research, 2018 (164): 173-183.

[316] Zhen G, Hu Y J, Yuan Y B, et al. Characteristics of Spatial and Temporal Differences in the Hospital Environment in Wuhan Hospital [J]. Basic & Clinical Pharmacology & Toxicology, 2015, 1174 (S1): 35.

[317] Zhou M G, Wang H D, Zhu J, et al. Cause-Specific Mortality for 240 Causes in China During 1990-2013: A Systematic Subnational Analysis for the Global Burden of Disease Study 2013 [J]. The Lancet, 2016 (10015): 251-272.